戦争好きな左脳アメリカ人、平和好きな右脳日本人

都立駒込病院
脳神経外科部長
篠浦伸禎

はじめに

最近多くの人が脳に関心を持つようになりました。

その理由のひとつは、日本が高齢者社会になり認知症が増えてきたため、なんとかそうならずにできればぽっくり死にたいと思う人が増えたことがあるのでしょう。別の理由としては、脳科学がどんどん進歩して脳の機能がかなりわかってきたため、その知見を生かすことで、今直面しているストレスを乗り越え、幸せに生きることができるのではないかという期待があるのでしょう。

では、脳の機能、別の言い方をすると、脳を日々の生活の中でどう使えばいいのかを知ることで、認知症予防に役立ったり、幸せになることにプラスになるのでしょうか。

私は、脳外科医として30年以上働いてきており、特に最近の10年以上、覚醒下手術という最先端レベルの手術を数多く行ってきました。覚醒下手術とは、文字通り患者さんが覚醒したまま脳の手術を行うことで、症状が悪化した瞬間にわかるので、全身麻酔の手術と違い、術後の症状の悪化が極めて少ない安全な手術です。

さらに言えば、その副産物として、患者さんが覚醒した状態で症状が様々に変化するので、脳のどこにどのような機能があるのかが直截にわかる手術でもあります。これは、画像などの検査器具を使った一般的な脳科学の研究と違い、脳のどこにどういう機能があるかが、一番確実にわかる方法と言っても過言ではありません。

その貴重な臨床経験と、それを補佐するような最新の脳科学の研究成果を基にして、脳の機能、もっと言えば自分が日々生活するうえで常に脳を使っているわけであり、その生き方の背後にある脳の使い方を、私なりにわかりやすく整理し、多くの本に書いてきました。

さらに、人によっていろいろ違うであろう脳の使い方を、様々な角度から解析できる脳テスト（『脳スタイルテスト』↓220ページ）を作り、それを受けていただくことで、自分の脳の使い方を把握していただき、それをどう改善すれば今より幸せに生きていけるかのアドバイスを、脳に関する臨床にたずさわってきた仲間と共に行ってきました。

それらの経験から言えることは、自分の脳の使い方を知ることは、自分が今置かれている状況を打開するためにどのように脳を使えばいいのかに関する適切な道筋を知るのに、有効な手段になるということです。

さらに言えば、通常のカウンセリングでは、自分の経験やある種の理論に基づいてアドバイスをしているのと異なり、脳テストを用いて脳の使い方を知り、それに基づいてアドバイスをすることは、脳科学という普遍的な科学をベースに、幸せに生きることに関して、より精度の高いアドバイスができるようになったことを意味します。なぜならば、人生を幸せに生きるための本質は、与えられた脳をいかに使い切るかということにほかならないからです。


この本を書こうと思った目的のひとつは、我々が個人に対して用い、実生活に役立つことがわかってきた脳の使い方の話を、日本や世界の過去の歴史や今起こっている問題にあてはめ、その問題が脳のどういう使い方からきているかを考えたいと思ったからです。

なぜそうしようと思ったかと言えば、今起こっている日本や世界の問題は、脳から見ればこういう原因で、脳から見ればこうするしか解決しようがない、といった私が酒の席でよくする話が、実は我々が生活していて感じている生きづらさの問題と、脳から見れば同じような原因で起こっていることに気付いたからです。

要するに、我々の日常生活と、日本や世界の出来事は、脳から見ると無縁ではないということです。日本や世界の歴史を脳から解析し、我々の日常生活との共通点をさぐることは、過去のことはすでに結果が出ているだけに、今後我々がどう生きていけばいいのかのヒントになるでしょう。

昔に比べて今や日本は世界とどんどんつながってきており、その一方で日本の過去の歴史抜きには我々の今の生き方は存在せず、つまり時間と空間のすべてから影響を受けることによって、我々の生き方や脳の使い方が今こうなっているわけであり、それらの影響を知らずして、幸せになること、脳の病気を防ぐことはできないのが現実でしょう。

過去の時間と周囲の空間から、我々がどのような影響を受けてきたのかをみるのにも、脳から解析するのはきわめて有効な手段です。

そうは言っても、脳の機能は複雑で、一筋縄ではいきません。そこで、この本では、三人の会話形式にし、様々な角度から脳を語れるようにしました。その三人とは、まずひとりは私がモデルで「ドクター・ブレイン」(ブレイン先生)と命名、つまりベテラン脳外科医で、豊富な覚醒下手術の経験で脳機能に知悉している人としました。

二人目は30代で、仕事にのめりこみ、仕事において結果を出すことにしか興味がないので「ミスター・ノルアドレナリン」(ノルアドさん)と命名、脳の使い方が左脳よりになります。ノルアドレナリンは、強いストレスがあり、それと戦うか逃げるかという時に使われる神経伝達物質であり、一番仕事の負荷が高い30代の脳内では、主役となっているもののひとつです。

三人目は20代で、仕事を始めましたがあまり熱心ではなく、むしろ遊ぶほうに興味があるので「ミスター・ドーパミン」(ドーパくん)と命名、脳の使い方が右脳よりになります。ドーパミンは、おいしいものを食べて快く感じる時に使われる神経伝達物質であり、自由に使えるお金も増え、遊びたい盛りの20代の脳内では、主役となっているもののひとつです。

私はずっと臨床をしてきた関係で、病気をいかに治すかに興味があります。この本に関しても、多くの問題に関して、脳から見てどのように解決するのかまで考えてみました。それがどのくらい的を射ているかは読者のご判断におまかせしますが、この本を読んでいただくことで、今の生活を少しでもよくすることのヒントを得ていただければ、これにまさる幸せはございません。

平成二十八年十一月

篠浦伸禎

もくじ

はじめに 2

第1章 左脳と右脳

左脳、右脳について 15

「左脳が、すべてを明確にしていく、つまりすべてのことに境界を作っていくとすれば、右脳は、今目の前の空間にあるものとの境界をなくし、自分と一体化していく脳と言ってもいいでしょう」

［事例1］最近の日本の話 25

「原発問題も左脳と右脳で考え方がまるで変わってきます。左脳的な合理性を重んじる人は原発賛成で、右脳的な感情を重んじる人は原発反対になります。これは正しい正しくないではなく、永久に平行線でしょう」

［事例2］歴史上の話 33

「左脳主体の国は、戦争が強いがゆえに、結果として多くの敵を作り、敵はテロなどを引き起こして、ますます戦争せざるをえない方向にいき、ますます軍需産業が栄え、良心的な中間層が減るという悪循環になりがちです」

［事例3］一神教や何々主義と武士道 42

「一神教は、経典、つまり左脳からスタートしています。一方、武士道は、自然という現実、つまり右脳からスタートしています」

第2章 人間脳と動物脳

人間脳と動物脳について 53

「自分を守りたい、死にたくないという大脳辺縁系が動物脳、人間らしさを作っている大脳皮質が人間脳です」

［事例1］日本の話――公の精神の消失 60

「戦前まで残っていた日本人の『無私の精神』という美徳は、今ではすっかり失われてしまいました。その原因は戦後の教育と食事にあります」

［事例2］歴史上の話――金と戦争と宗教 68

「日本で一神教が広がらないのは、砂漠の存在がないことが、ひとつあげられます。日本人は、あいまいさを好みます。経典という左脳的な『言葉』よりも、自然という右脳的な『言葉のない世界』が自分たちに合うと潜在的に思っているのでしょう」

［事例3］政治、経済、スポーツ、文化、教育の話　76

「動物脳のエネルギーを人間脳に転化させるために大事なことが、教育です。特に、民族精神を喚起するような教育が重要です。なぜならば、民族精神とは、強いストレスを乗り越えその民族を栄えさせるために、長い歴史で培われた脳の使い方からきたものだからです」

コラム　AI（人工知能）がいずれ人間の脳を凌駕し、すべて置き換わっていくのか？　84

第3章 二次元と三次元

二次元と三次元、左脳と右脳の組み合わせで4タイプ　87

「情動と関係する二次元、多くの情報を処理する三次元、これに左脳と右脳の組み合わせで、左脳二次元、左脳三次元、右脳二次元、右脳三次元と、人間の脳は4タイプに分けることができます」

［事例1］4つのタイプの例。歴史上の人物、世界の国　96

「左脳三次元はリンカーン、左脳二次元はジャンヌ・ダルク、右脳三次元はナポレオン、右脳二次元はナイチンゲールがあげられます」

［事例2］4タイプの脳の使い方をどう生かすか　104

「脳全体を使うための最善の方法は、志を持つことです。そのため吉田松陰は、松下村塾の塾生に、まず志を持てと言いました。その志を果たそうとするうちに、多くの成功や失敗を繰り返して、天から与えられた役割が見えてきます」

［事例3］脳から見て相性のあまり良くない組み合わせ　113

「職業と脳の相性はある程度ありますが、それ以上に、いかに仕事に脳を使って本気で取りくみ続けられるか、いかに必死になれるかです。仕事に愚直に取

りくむと、多くの課題が出てきますので、自然と必死になります。仕事という現実そのものが、脳のレベルを上げるのです」

［事例4］脳から見て相性のいい組み合わせ　123

「脳の組み合わせの相性が、組織の強さ、しなやかさを決めます。特に、トップが左脳三次元主体だが右脳二次元のレベルも高い人であることが、日本の組織にとっては重要です」

第4章　「自我＋小脳vs扁桃体」と「受動vs能動」

「自我＋小脳vs扁桃体」、「受動vs能動」がなぜ脳を使うのに大事か　133

「小脳のやっていることは、無意識にやっていることです。つまり、恐れとか怒りとか、扁桃体が活性化して意識に上がってくる感情とは無関係です。と言うことは、小脳を使うことで、扁桃体の過剰な活性化から逃れることができるのです」

［事例1］昔に比べて最近の日本人は、自我と小脳が弱っている　142

「ほめて自信をつけさせるのは大事ですが、ある程度自信ができると、さらに高みを目指すために、厳しさは必要です。若者にとっては、愛情の裏打ちのある厳しさは、彼らを成長させる、本当の親切心ではないかと私は考えています」

［事例2］脳から見た世界の情勢　149

「自分たちの目先の利益、欲望、憎しみ、怒りを原動力として動く社会を、『悪循環社会』と私は呼んでいます。なぜならば、そのようになると扁桃体などの動物脳がどんどん活性化されて脳全体を使えなくなり、社会がどんどん悪い方向に進むからです」

［事例3］本来の日本人の脳の使い方　157

「子供の頃から徹底して動物脳、つまり人間学で言う『私』をコントロールし、『公』に全身全霊をもってつくすような教育を受けることで、本当の武士になるのです」

［事例4］外国人の日本人への評価　164

「昔の日本人は人につくすことに喜びを感じる気持ち

を濃厚に持っていたようにみえます。これはどちらかと言うと女性的で、優しさから発したものであり、日本精神と言ってもいいでしょう」

コラム　脳から見た天皇　172

第5章 日本人らしく脳を使うにはどうするか

ホルミシス（自然治癒力）について　175

「こつこつと小さなストレスに正面から向き合い、それを乗り越えるホルミシス現象を何回も何回も体験することで、強いストレスにも対応できるだけの脳の力を得るのです」

日本人が脳をフルに使うための脳科学　183

「長い歴史を見て日本人の得意な脳の使い方を言えば、何度ものべてきましたが、やはり右脳です。世界的に見ても、一番脳の使い方のレベルの高いのは、日本人から滲み出してくる、真心や感謝、弱い者への慈しみです」

［事例1］過去：日本的な脳の使い方をした歴史上の人物　194

「右脳主体の日本人は、苦しんでいる人を助けたというウェットな人間関係、恩義を、一番大事な価値観として生きている民族です。決して、左脳的な勝ち負けで動いている民族ではありません」

［事例2］現代：日本的な脳の使い方をした最近の人物　200

「トヨタは顧客に喜んでもらいたいという右脳二次元からスタートしています。ここからスタートするのが、長く続いている日本企業の一番の特徴です。お金や技術に淫して、右脳的な側面や『公』がない企業は、決して長続きしません」

［事例3］未来：日本の進むべき道　208

「これからは日本人の特徴を生かした産業を推進すべきでしょう。日本人の脳の使い方の特徴を生かせば、右脳二次元、つまり顧客に寄りそって顧客に役だつ産業であれば、真心を持って努力すれば、世界一になれるということです」

おわりに　216

登場人物紹介

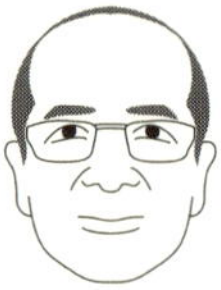

ブレイン先生
ベテラン脳外科医、覚醒下手術の経験で脳機能に知悉している。

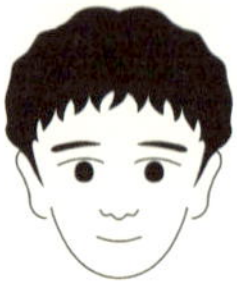

ドーパくん
生き方に迷っている社会人一年目のサラリーマン、受験教育だけ受けた普通の若者で動物脳、右脳主体の大阪人。

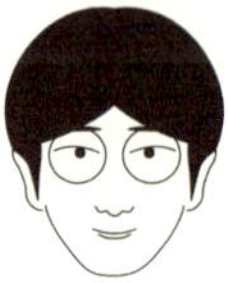

ノルアドさん
競争にもある程度勝ち社会の理屈もわかってきたが漠然と将来に不安をいだく中年のサラリーマンで左脳主体の東京人。

第1章
左脳と右脳

左脳型、右脳型は素人の発想で、左右の脳に機能の差はないとよく脳科学者が言うのですが、そのあたりはいかがですか？

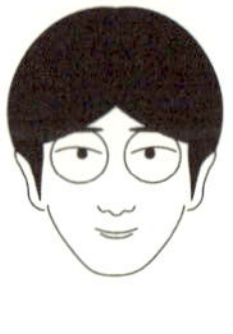

私は臨床を長年やってきて脳の機能を現場で見ているので言えるのですが、左右の脳の機能はあきらかに違います。そして、脳の使い方がどちらかに傾いている、つまり左脳型・右脳型はあると考えています。ひとつの証拠は、同じ場所が障害を受けても、人によって大きく症状が違うからです

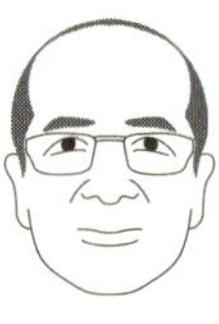

左脳、右脳について

「左脳が、すべてを明確にしていく、つまりすべてのことに境界を作っていくとすれば、右脳は、今目の前の空間にあるものとの境界をなくし、自分と一体化していく脳と言ってもいいでしょう」

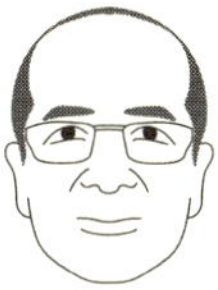

ブレイン先生　人によって性格は様々です。それは、人によって脳の使い方の癖が違うからだと私は考えています。まずおふたりに、どちらの職場で働きたいのかお聞きします。ひとつは、田舎にあり、人間関係は濃密で居心地はいいんだけれど、あまり競争も進歩もないのんびりした職場がひとつ、もうひとつは都会にあり、競争が厳しく人間関係はぎすぎすしているけれど、競争に勝てば高い給料や高い地位がねらえる職場、そのふたつのどちらを選ぶかお聞きしたいと思います。

ノルアドさん　私が今働いているところもそのような職場ですが、後者を選びます。たしかに競争は厳しく日々ストレスはありますが、努力をして結果を出せば評価されるのは魅力です。と言うか、田舎で毎日同じような仕事をしていたんじゃ、僕はこのまま死ぬわけにはいかないと思うんじゃないかなあ。

ドーパくん　僕ははっきり言って、しんどい仕事をする意味がわかりません。自分はそんなに能力があるようにも思えないし、なんとか食べていけるのであれば、休日には気の合った友人たちと遊んだりする、のんびりした楽しい生活がしたいです。

ブレイン先生　ノルアドさんは人と競争するのが好きなんですね。それは、私の理論によると、**脳の使い方が左脳に傾いている**からです。一方、ドーパくんは食べていけるのであれば人と楽しく暮らすのが好きなんですね。これは、**脳の使い方が右脳に傾いている**からだと私は考えています。よく左脳型、右脳型と世間では言われますが、おふたりはどのような印象を持っていますか？

ノルアドさん　その前に、ちょっとひとつ質問していいですか。私は脳の話が好きで、よくその手の本を読むんですが、左脳型、右脳型は素人の発想で、左右の脳に機能の差はないとよく脳科学者が言うのですが、そのあたりはいかがですか？

ブレイン先生　たしかに、まだそれは厳密には証明されていないと言ってもいいでしょう。しかし、私は臨床を長年やってきて脳の機能を現場で見ているので言えるのですが、左右の脳の機能はあきらかに違います。そして、脳の使い方がどちらかに傾いている、つまり左脳型・右脳型はあると考えています。ひとつの証拠は、同じ場所が障害を受けても、人によって大きく症状が違うからです。

たとえば、私の診た患者で、左の側頭葉が脳腫瘍で障害を受けた二人の患者さんがいました。偶然、この二人は年齢、性別が同じで、信じている宗教まで同じでした。ところが、たとえばひとりをLさんとすると、ものすごく理屈っぽいんですね。いつもひとりで僕の外来に来て、長い時間脳のことについて細かく質問するんです。もうひとりは全く違う性格の人です。それをRさんとすると、いつも家族と一緒に外来に来て、にこにこしているだけで全く質問しません。その二人が偶然、同じ左の側頭葉に脳腫瘍ができてどうなったかと言えば、全く違う症状なんですね。もちろん、失語症になったのは二人とも同じなんですが、Lさんは周囲の人にすごく攻撃的な言動をして、あっという間に病状が悪化して亡くなられました。ところがRさんは、言葉が出なくても全くストレスを感じていないようで、いつもにこにこしているんですね。このかたは、長く生きられました。これは、僕が人により脳の使い方が違う、たとえば左脳に傾いているか、右脳に傾いているかがあるんじゃないかと感じたひとつの例なんですね。

つまり、Lさんは、脳の使い方が左脳に傾いているのでもともと理屈ぽく、自分のふだんよく使っている脳がやられたので強いストレスを感じて攻撃的になった、一方、Rさんは、脳の使い方が右脳に傾いているのでふだん家庭的で、左脳がやられてもあまりストレスを感じない、こう考えると、この二人が**同じ場所の脳が障害を受けたにもかかわらず、症状が大きく違った**ことが説明できるのです。

ノルアドさん　たしかに、最初の質問で私とドーパくんの答えが全く違うのも、脳の使い方の癖が二人で違うから、つまり私が左脳主体、彼が右脳主体とするとわかりやすいですね。

ブレイン先生　脳科学者は、一部の人を除いては臨床現場に出ていないので、画像と統計だけで脳の機能を解釈すると、左脳型・右脳型はないということになるのかもしれません。

画像と統計はあくまで画像と統計であり、臨床現場のような現実ではありません。

ノルアドさん　では、左脳型がなぜ競争が好きなんですか？

ブレイン先生　これも私の臨床経験から出ました。私は、**覚醒下手術**という、文字通り患者さんが覚醒した状態で脳外科の手術をしています。これは麻痺などの症状が悪化したらすぐにわかるので、症状を悪くしない安全な手術になりますが、それ以外のメリットとして、脳の機能がはっきりわかるんですね。

ノルアドさん　たしかに、人が起きたままの脳の機能を直接見ているから、これ以上正確なものはありませんね。

ドーパくん　患者さんは痛くないんですか？

ブレイン先生　**脳には痛覚がない**ので、基本的には痛みはありません。また、麻酔薬の進歩で脳以外の痛みをだいぶコントロールできるようになりました。と言うのは、どうしても脳腫瘍の場所によっては患者さんが無理な姿勢になるので、体の痛みを感じることがあり、そのあたりはまだまだ課題ですが、だいぶそれも改善されて、脳のほぼあらゆる領域で覚醒下手術ができるようになりました。

ところで、先ほどの質問にもどります。私が覚醒下手術で学んだことのひとつが、左の扁桃体と右の扁桃体との機能の違いです。左の扁桃体近くに脳腫瘍があり、手術で扁桃体に近づくことがあるのですが、その時は患者さんがすごい反応を起こします。叫んだり怒ったり、すごく攻撃的になります。ところが、右の扁桃体は全く違います。逃げるんですね。麻痺が悪くなっているのに眠くなったなどと言って自分の危機から逃げているんですね。

このような話は、脳科学の論文でもあります。ＰＴＳＤ(Posttraumatic stress Disorder)という病気があります。日本語で言うと『心的外傷後ストレス障害』という病名になります。これは、命の安全が脅かされるような強いストレスを受けた後、たとえば戦争に行った後に、ひどい苦痛で普通の生活を送るのが難しくなっている病気です。これは、右の扁桃体の過剰な活性化が原因という研究結果があり、つまり強いストレスから逃げようとしているんですね。

一方、左の扁桃体が過剰に活性化した病気に、『境界型人格障害』があります。これは、感情の変動が激しく、他人に対して激しく怒ったり攻撃的になる精神疾患ですが、これは左の扁桃体の過剰な活性化と関係しているという研究結果があります。このように、どうも**左は攻撃的、右は逃避的になる傾向がある**ようですね。当然、攻撃的であれば、人と競争する、闘争する傾向が強くなるわけです。

ノルアドさん なるほど、それは初耳でした。私の知っている限りでは、左脳というのは、ほとんどの人が言語の機能を持っているといった認識しかなかったのですが。

ブレイン先生 言葉というのは、**攻撃性と大きく関係**しています。戦いに勝つには、敵より技術が進歩しなければなりません。たとえば、大東亜戦争の米軍と日本軍を見ればわかります。日本軍は、戦い方に関して精神主義的な面が強かったのですが、米軍は戦いをすべて言語化してマニュアルを作り、同じ失敗を二度と繰り返さないように、戦いの技術を進歩させるシステムを作りました。これは実は、昔ローマとカルタゴが戦った時も同じで、ローマ軍はすべてシステム化して戦かったことが、勝因のひとつと聞いたことがあります。詳細な言語化は、多くの人が優れた戦術を共有できるため、勝つためには必須なのです。

ノルアドさん たしかに、僕の職場は日本だけではなく世界的な競争にさらされていますが、すべて言葉による契約やマニュアルがあります。それは日本人の阿吽《あうん》の呼吸みたいな、言葉のない世界とは違い、すべてを言葉ではっきりさせようというところからきているんでしょうね。競争の厳しい職場であれば、結果を出すにもトラブルを防ぐにも、できるだけ言語化することは必要です。

ドーパくん　僕の友人で、アメリカ人の女の子とつきあったやつがいるんですが、つねに愛していると言わないといけないので、疲れたと言っていました。日本人は、あまりそういうのに慣れていないんですね。

ブレイン先生　愛も米国では、お金もからむ戦いかもしれません。それはともかく、言葉は物事を正確に行うには絶対に必要です。私は手術をすべて言語化していますが、もし言葉がなければ、私は同じ失敗を何回も繰り返したと思います。手術を言語化していると、手術前に読むことで過去の失敗が記憶の中によみがえってくるので、同じ失敗を二度と繰り返さないし、それを倦《う》まずたゆまず繰り返すことで、現実の様々なことに適切に対応できるようになり、技術が進歩するのです。

言葉がなくてただ過去の経験の記憶に頼るだけでは、そういうわけにはいきません。言葉というのは、過去を定着して未来に向かって進歩していくためには、絶対に必要です。

つまり、**左脳は時間の流れの中で進歩するために使うもの**と言っていいでしょう。

一方、右脳は空間を相手にしています。今現在**目の前にある空間に対応するのが右脳**なのです。左脳が、すべてを明確にしていく、つまりすべてのことに境界を作っていくとすれば、右脳は、今目の前の空間にあるものとの境界をなくし、自分と一体化していく脳と言ってもいいでしょう。

ドーパくん それはなんとなく僕もわかります。家族や友人といると安心すると言うか、すごく一体感を感じます。家族に何かトラブルがあると、自分のことのようにつらいんですね。

ブレイン先生 右脳が活性化すると周囲と一体化するというのは、ジルボルト・テイラーという脳科学者が、自分の体験からのべています。約20年前のある朝、彼女は突然言葉が出なくなりました。後でわかったことは、彼女の左脳の側頭葉に出血を起こしていたためだったんですね。その時、さすがに脳科学者だと思うのですが、どんなことが起こったのか自分を詳しく観察したわけです。

彼女曰く、体の境界がなくなり、周囲と一体化し、エネルギーが体の中に入ってきて、**すごく幸せな気分**になった。これは、ドーパくんが家族や友人といる時とほぼ同じかと思います。つまり、左脳の機能が出血で落ちて、右脳が優位になったためにこのようなことが起こったと、彼女は結論付けたのですね。これは、右の頭頂葉のある部分（楔前部）の体積が大きいほど幸福を感じるという最近の研究結果もあり、これを裏付ける報告になります。

では次に、この左脳右脳の、真反対とも言うべき働きが、最近の日本のどのようなところに見られるのか、例をあげてお話しします。

［事例1］最近の日本の話

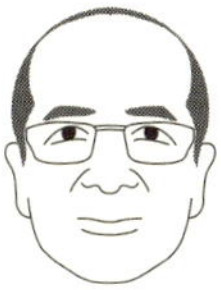

「原発問題も左脳と右脳で考え方がまるで変わってきます。左脳的な合理性を重んじる人は原発賛成で、右脳的な感情を重んじる人は原発反対になります。これは正しい正しくないではなく、永久に平行線でしょう」

ブレイン先生　まず、私がずっとたずさわってきた医療に関してお話しします。私は医療界に長年いたのでいろいろ感じるところがあるんだけれど、**西洋医療は左脳的、東洋医療は右脳的**と言ってもいいと思うんです。つまり、西洋医療は身体をどんどん部位別に分け、それぞれの部位を診断し治療する専門家を作っています。たとえば、私は脳外科医ですが、そのような脳の手術に特化した職業を作ったのは、脳という複雑で、手術の結果が麻痺などの重大なことにつながるものを手術するには、長年それのみに特化したトレーニングを、専門家としてやり続ける必要があるからです。

我々は、昔だったらとても助からなかった脳腫瘍の手術を、顕微鏡やナビゲーションシステム（註：カーナビのようなもので脳のどの部位を手術しているのかが画像上でわかるシステム）などを使って治療しています。脳腫瘍の手術は、時期を失すると命に関わります。はっきり言って、手術は戦争と同じです。実際、ナビゲーションシステムは米国の軍事技術からきています。つまり、西洋医療は外敵との戦い、たとえば感染症に強い、命に関わるような病気の急性期に強いと言っていいでしょう。

ノルアドさん　たしかに、戦前や戦後しばらく死因の一位だった結核が減ったのも、西洋医療の抗生物質が入ったからでしょう。

ブレイン先生　そのとおりです。西洋医療は戦いに強いと言いましたが、感染症などの外から来る病気には強い。しかし、中から出てくる病気、ガンや心臓病や糖尿病には決して強くない。

ドーパくん　えっ、そうなんですか。僕の母はガンで病院に通っていますが。

ブレイン先生　もちろん、どうしても厳しい時は、手術や薬などで急場をしのぐ必要があります。たとえば、大きな悪性の脳腫瘍があれば、手術でまず小さくしないと、命を失いかねません。

ドーパくん　でも西洋医療では治らないんですか？

ブレイン先生　もちろん、ガンが小さければ手術だけで治ることもあります。しかし、体全体に広がってしまうと、西洋医療だけでは治すことは難しくなります。なぜならば、何回も繰り返しますが、**西洋医療は急場をしのぐための医療**、つまりガンの根本原因を治すものではないからです。

ドーパくん　ではどうすればいいんですか？

ブレイン先生　ガンの主な原因は、食生活の乱れ、運動不足、ストレスをかかえやすい心の問題などからきています。たとえば、米国の大統領だったフォードが、これだけ西洋医療が進歩しているのになぜガンや心臓病が増えるのかと疑問に思い、1970年台に大規模な調査をして『マクガバンレポート』を発表しました。それによると、**ガンなどの生活習慣病は食生活の乱れからきている**、つまり野菜をあまり食べずに、肉や乳製品や精製された食品、たとえば砂糖などをとりすぎているのが原因だと結論付けました。

ドーパくん　たしかに、うちの母は、甘いものに目がなくて、そのうえ運動しないから太っている、それが問題だったんだ。

ブレイン先生　そのとおり。食を正しいものに変え、適度に運動することで、多くの生活習慣病は防ぐことができます。これは、身体を臓器別に細分化するのではなく、食や運動で身体全体の免疫力や生命力を上げようという、身体全体をひとつと見た右脳的な医療になります。これが東洋医学的な発想と言ってもいいでしょう。この医療は、体質を変えるので根本的な治療になりますが、時間がかかります。**西洋医療で急場をしのぎつつ、東洋医療的な治療法も併用する**、統合医療のような治療法がいいのではないかと私は考えています。つまり、両方の治療の得失を考えて、うまく組み合わせることです。このことに関しては、この対談の最後に再びふれます。

この左脳的、右脳的なものの見方は、今の日本の多くの問題にも関わることです。次の例として、放射線の話をします。おふたりは、原発が日本に必要かどうかについては、どう思いますか？

ノルアドさん　私は、やはり必要だと思います。なんと言っても、エネルギー源としてクリーンだということです。地球がどんどん温暖化している今、火力発電は二酸化炭素が出るのが大問題だし、水力発電もどうしても発電量に限りがあり、資源の少ない日本に合っているのが原子力発電ではないでしょうか。

ドーパくん　僕は反対です。今回の福島原発事故の問題を見た時に、こんな地震の多い日本に原発を作ること自体が問題ではないかと感じています。多くの福島の人たちがいまだに避難しているのを見ると、あの方たちがお気の毒でならない。こういう悲劇は二度とごめんだと思います。

ブレイン先生　どちらの言い分も正しいところがあり、この意見の違いは、お二人の脳の使い方が関わっているとも言えるんですね。たとえば、ノルアドさんは左脳的な、合理性を重んじる脳の使い方をしています。そうすると、原子力発電はたしかに危険性はあるが、長い目で見て、安定したエネルギーを供給できる、クリーンであるという理にかなった発電法なんですね。今回の福島の問題も、放射線が原因で死んだ人はひとりもいないんですね。また、避難する必要があったのか疑問が残る。はっきり言えることは、福島にとどまって放射線が原因で死んだり病気になる確率より、**避難したストレスで死ぬ確率のほ**

うがはるかに高いということです。

一方、ドーパくんの言うこともわかる。じゃあ、放射線が多少でもあるところに自分の子供を遊ばせるかということが頭でわかっていても、これは理屈だけでは動かない親の情ですよね。たとえ問題ないということが頭でわかっていても、これは理屈だけでは動かない親の情ですよね。歌人の俵万智が、仙台から石垣島に避難した時に「子を連れて西へ西へと逃げてゆく愚かな母と言うならば言え」という歌を詠みましたが、これはまさしく右脳的なものの見方ですね。母が子を思う気持ち、これは一番大事なものですが、そこから考えると原発には反対したくなる。これは、正しい、正しくないという問題ではない、おそらく永久に平行線なのではないでしょうか。

では、人間の脳の使い方も、先ほどのべた、人によって左脳、右脳に傾きがあると私は考えていますが、卑近な例をあげると、野球選手でそれぞれの脳の使い方をしている有名な選手はわかりますか?

ノルアドさん　イチローは、**考え方が合理的だから左脳的**と言っていいんじゃないかな。

ドーパくん　そうすると、そのライバルだった松井秀喜は、イチローと対照的だったので右脳的という話になるのかなあ。

ブレイン先生　実は私もそう感じています。左脳は合理的で数字にこだわります。だから、イチローは記録にこだわるわけですね。ところが、右脳は記憶に関わっています。記憶に残る選手になりたいわけですね。大事な試合になればなるほど集中力が出る。松井がワールドシリーズでMVPをとったのは、おそらく彼の右脳がなせるわざです。

面白いことに、二人の師匠と言ってもいい選手も、同じような脳の使い方をしているのです。イチローは王貞治に師事していますが、王も多くのプロ野球記録を持っています。一方、松井は、長嶋茂雄と国民栄誉賞をとったように、長嶋を師匠と仰いでいる。長嶋も、現役時代は記録より記憶に残る選手で、天覧試合のサヨナラホームランは、今でも語り草になっている。

ノルアドさん　なるほど、お互いに脳の使い方が似ているから、師弟関係になるんですね。

ドーパくん　長嶋が「びゅっと振れ」とか教えたようですが、それを松井は理解できたんでしょうね。僕も今空手をやっていますが、師匠に「ガーンと突け」なんて言われるとなんかエネルギーが出ます。

ノルアドさん　びゅっとかガーンは、私には全く理解できない世界ですね。

ブレイン先生　プロは道を究める世界なので、脳の本質が似ていないとなかなか理解できないところがあるのでしょう。では次に歴史に関して、このような左脳と右脳の働きが関わったのかどうか、考えてみましょう。

〔事例2〕歴史上の話

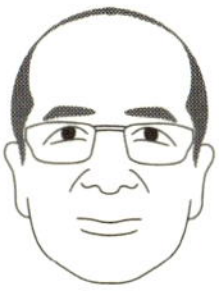

「左脳主体の国は、戦争が強いがゆえに、結果として多くの敵を作り、敵はテロなどを引き起こして、ますます戦争せざるをえない方向にいき、ますます軍需産業が栄え、良心的な中間層が減るという悪循環になりがちです」

ブレイン先生　私は、歴史を脳から語ると、歴史の本質が見えてくると思うのです。なぜならば、歴史は当然人間が主役となり作ってきたわけですが、人間が関わっている以上、そこに脳が大きな役割を果たしているのは当然のことです。たとえば、明治維新に関して脳から考えてみます。これも大きな見方をすれば、左脳対右脳という流れがあります。

　たとえば、幕末が始まったのは、ペリーの来航からと言っていいでしょうが、その頃の欧米列強は、自国の産業、軍事力を背景に、世界中に植民地を広げている時代でした。つまり、左脳的な、力を背景にして植民地を広げ、そこから搾取する構造でした。これに対して、日本人というのは、**和を重んじる、人間関係を重んじる右脳的な民族**なので、欧米列強のそのような侵略に対して、大きな違和感と危機感を抱いたのが、若い志士たちです。吉田松陰をはじめ多くの志士たちは、西洋の植民地となることがどういうことなのかは、はっきりと理解していました。

欧米列強には、白人のキリスト教徒でなければ人ではない、何をしてもいいという発想がベースにありました。日本人のように、天皇を中心にして万民がまとまるという右脳的な民族とは全く違うのです。その危機感が若い志士たちをまとまらせ、各藩を超えた強い結束力を生み、世界の様々な革命に比べて、極端に死者の少ない明治維新という奇跡を生みだしました。日本は、有色人種が欧米列強の植民地にならないための最後の砦だったわけで、明治維新と日露戦争の2回にわたり、その最後の砦を守り抜いたことになります。

この「西洋=左脳」対「日本=右脳」の構図が、大東亜戦争まで続きました。おふたりは『永遠のゼロ』という映画をごらんになったことがありますか?

ノルアドさん　私はあまりああいう情緒的な映画には興味がないので、見ていません。

ドーパくん　僕は見ました。いやー、よかった。最初から最後まで、涙なしには見られませんでした。

ブレイン先生　あの中で、主人公が友人たちと合コンをした場面がありました。その時、友人たちが「自爆テロと特攻隊が同じだ」と言ったことに主人公が憤激して、そこから出ていく場面がありました。

ドーパくん　覚えています。僕も、そのふたつのどこが違うのかは、もうひとつわかりませんでした。

ブレイン先生　私は、脳から見ると全く違うと考えています。**自爆テロは左脳主体、特攻隊は右脳主体**の行為です。自爆テロは、宗教の教義を信じた若者が、その宗教に反対する敵を殺すことで天国に行ける、という理由で自爆している。教義、経典という言葉の世界に基づいている、これは左脳主体です。

一方、特攻隊は全く違います。特攻隊の若者たちの手紙を読めばわかりますが、親や兄弟、妻に対する思いやりから自分の命を賭けて戦っている。それは、人間対人間の深い絆から出た、右脳主体の世界です。

ドーパくん　あの映画を見て、とてつもない悲劇なんだけど見終わった後に温かい気持ちになったのは、僕の右脳を刺激したせいなんですね。

ノルアドさん　でも、ひとつ言わせてもらうと、戦争は絶対負けてはいけない。結局、戦後日本は米国の植民地みたいになり、今日に至っているわけです。あの当時の日本人は、米国と違って合理性がなかった、だから勝つはずのない戦争をやってしまった愚かなところがあると私は考えています。情があっても、それに足を引っ張られて負けてはなんの意味もない。私があの映画に興味がない理由はそれです。

ブレイン先生　大東亜戦争はたしかに負けました。しかし、脳から言うと、左脳では負けましたが、**右脳では負けていない**と、私は思っています。

ノルアドさん　右脳で負けていないとは、どういう意味ですか?

ブレイン先生　それは、戦後アジア、アフリカの諸国が独立していった、歴史的事実に基づいています。もちろん、国力からいって、はなから勝てる戦争ではありませんでした。日本の指導者たちは全員知っていたと思います。しかし、負けるからといって日本が戦わなかったら、アジア、アフリカ諸国はますますじり貧になり、日本もじり貧になって、植民地になっていた可能性が高かったことは、歴史的に見て間違いありません。
日本がアジア諸国の独立に寄与したという一例として、インパール作戦があります。数万の兵が餓死した日本の愚劣な戦争の代表と言われていますが、別の解釈もあります。インパール作戦では、日本軍にインド義勇兵が参加していました。あの作戦の目的のひとつは、インドの独立だったからです。日本が負けたことで、その義勇兵がイギリスに処刑されることとなり、それに対してインドの民衆が憤激したことが、全土の独立運動につながりました。結局それがきっかけになり、独立を勝ち取りました。もし日本がインパール作戦をしていなければ、インドの独立が何十年と遅れたことは、歴史的な事実でしょう。日本人がインドのためにひと肌ぬいだことが、独立の端緒になったのです。

ノルアドさん　しかし、戦後の日本人は自信を失い、そのような見方をする人はあまりいません。むしろ、戦前の日本は悪かったと敗戦を歓迎して、米国の文化にどっぷり染まり、いまだに米国の属国のように見えます。やはり、戦争は負けてはだめです。

ブレイン先生　それはそのとおりですが、私は脳というものがわかれば、もう少し日本人は違った考え方になると思います。ハンチントンの文明論があります。日本だけは、他の文明と違う孤立したものだ、というのが彼の結論です。これはつきつめて言えば、天皇という、五穀豊穣を祈ってきた司祭であり、今は国民の幸せを祈っていらっしゃる存在が、大昔の建国の時から国家の中心にいるという国が、世界にはないからです。それと同じことですが、先進国はみんな一神教かひとつの主義を国家のベースにしており、いまだに

八百万の神がいる先進国は日本しかありません。

ドーパくん　たしかに、地震や台風で大きな被害があるたびに天皇が被災者を励ますお姿を見て、僕は胸が熱くなります。

ノルアドさん　米国は、能力を認められた人が大統領になり、国を引っ張っていきます。左脳の優れた人がトップになるということですね。

ブレイン先生　そのとおりです。天皇は、恐れ多い言い方をすると、日本人にとって母親のような存在だと私は考えています。ずっと万民の幸せを祈っている存在です。米国人にとって、大統領は父親のような存在です。荒海を乗り越える船長みたいなものでしょう。

ノルアドさん　そんな国とやったんでは、戦争なんか勝てるわけないですよね。

ブレイン先生　あの戦争は、その時の米国の大統領ルーズベルトたちが、日本を戦争に引

きずり込んだ一面もあります。あの当時米国は不景気でした。不景気を一気に解消できるのが、戦争です。しかし、米国の国民は、ヨーロッパの大戦に参加する気はありませんでした。同じ白人どうしだからです。ところが、黄色人種が攻めてくるという話になると、別です。ハルノートなど、戦後マッカーサーが、それをつきつけられればどんな小さな国でも立ち上がると証言したとおり、あらゆる手段で、日本を戦争に追い込んでいきました。そういう意味で、それにまんまとひっかかった日本も、あまりにもそういう西洋のどろどろした世界を知らない、大人になりきっていなかったという言い方もできるでしょう。

しかし、戦後アイゼンハワーが、大統領退任時に強く警告したのは、軍需産業を国の産業の中心にしてはいけないということでした。戦争は最大の産業と言われます。戦後それに味をしめたのか、軍需産業にのめりこんでいった米国が、かつては米国の良心であった中間層の衰退を招き、今の行き詰まった状況の一因となっていると私は考えています。良心的な人たちは、当然軍需産業には関わりたくないでしょう。

つまり、左脳主体の国は、戦争が強いがゆえに、結果として多くの敵を作り、敵はテロなどを引き起こして、ますます戦争せざるをえない方向にいき、ますます軍需産業が栄え、良心的な中間層が減るという悪循環になりがちです。これが、今の米国、欧州、中東の現状でしょう。戦争に勝ったことが、はたして幸せにつながったかどうか、むしろ反対のような気がします。この話題は、今後世界がどうすればいいのか、というところでもう一度ふれます。

ノルアドさん　子供の頃けんかに強いやつが、社会に出て大人としてうまくやっているかと言うと、そうでもないですからね。はたからのぞいてみると、苦しくなると力に頼って墓穴を掘っているように見えるんだね。強かったいい時代が忘れられないのかな。

ブレイン先生　歴史を見ても、右脳に対して**左脳の力が急に強くなり、左脳をコントロールできなくなったきっかけが、産業革命**かもしれません。英国から始まった産業革命は欧米に広がり、彼らが圧倒的な工業力を持つことで植民地が必要になり、列強として覇を競うようになりました。それが結局第一次世界大戦につながりました。

第一次世界大戦が終わった時、チャーチルが、もうナポレオンのような英雄が出る時代ではなくなったと嘆きましたが、それは軍事力やお金を動かしている主体である左脳が、つまり富を独占した財閥が、世界を動かす中心になり暴走しだして、右脳的な人間味が入る余地がなくなったということを言っているのかもしれません。世界の人々が左脳主体になると、憎しみが憎しみをよび、その**とどまることのない攻撃性が、人類を滅ぼすかもしれない**と予見したのでしょう。

一方、右脳は、日本の四季おりおりの自然のように、それぞれの生物に役割があり、全体が循環していく脳の使い方です。もちろん、右脳にも問題点はあります。唐の2代目太宗の言行録である『貞観政要』には、「和して滅ぶ」という言葉があります。右脳は調子が良くなると、平家のように傲慢さが出て滅びていく。内向きの人間関係が主体なので、調子が良くなると切磋琢磨する理由がなくなり、組織が腐敗して力が落ちるのでしょう。

これは、今の日本の、医療を含めた組織の、大きな問題点となっています。ただ、右脳主体の場合に救いがあるのは、自壊して、また新たな命が出てきて栄え循環していくだけで、左脳主体のように、自分の仲間以外を支配し、破壊していくことで、周囲に迷惑をかけたりはしません。

これはやはり、**砂漠から出た宗教である一神教と、日本のような自然から出た多神教との違い**に関わる問題です。次にそれをのべたいと思います。

〔事例3〕一神教や何々主義と武士道

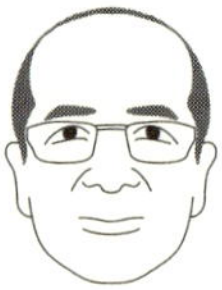

「一神教は、経典、つまり左脳からスタートしています。一方、武士道は、自然という現実、つまり右脳からスタートしています」

ブレイン先生　厳しい環境になればなるほど、人間は生き残るために戦うしかないわけで、そうするとどうしても、左脳が優位になると私は考えています。それは、**脳の性質として左脳は攻撃性が強い**というのがありますが、攻撃力を高めるには、どうしても言葉が必要であり、そのために言語が左に入ったという面もあるかと思います。

　これは私の想像ですが、それは心臓が左にあるのと関係しているかもしれない。つまり、戦う時に心臓を守るために当然左手は心臓を防御し、右手を使って戦うようになる。右手が攻撃の時に使われるということは、攻撃するための脳の機能が右手を動かしている左脳に集まるということは、生物として十分ありうると思うのです。

一神教は、砂漠から出た宗教です。砂漠という水のない厳しい自然の中では、人間は生き残るためにオアシスをめぐって戦わざるをえない。戦いに勝つためには共通の強い信念が必要です。そのためには、ひとつの神を信じて、その神を信じて戦う。そして、たとえ死んでも神を信じていれば確実に天国に行けるという信念があれば、死を賭して喜んで戦い、勝利につながることになります。その信念のもとになるのが、宗教のもとになっている経典です。つまり、言葉になります。日本の神道のように、経典がないというのは、一神教ではありえません。

これは、何々主義というのも同様です。共産主義、ファシズムといろいろな理念がありましたが、その中心には経典のようなものがあります。たとえば、共産主義であればマルクスの『資本論』、ファシズムであればヒットラーの『我が闘争』ということになります。

日本は、世界的に見ても自然が豊かで厳しい、つまり自然を支配したり、自然から離れるのではなくて、自然を主とし、人間がその一員となることが、それこそ脳にとって自然なのです。その現れが神道ですが、中国から伝わった仏教、儒教にしても、伝わった後に日本的になり、それらが合体して出てきたのが、武士道になります。

私は武士道というのは、現実から逃げずに、真っ向から現実に対峙するリアリズムだと思うのです。武士道というのは脳から見ると、**右脳からスタートして左脳もしっかり使う複雑な脳の使い方**なんですね。

ノルアドさん それはどういう意味ですか？

ブレイン先生 一神教は、先ほどお話ししたとおり、経典、つまり左脳からスタートしている。一方、武士道は、自然という現実、つまり右脳からスタートしています。もちろん自然がおだやかで豊かな時は、右脳だけ使って、みんなが仲良く平和に暮らしていていいのですが、地震や台風など自然が厳しく牙をむく時は、左脳を使って災害と闘い、右脳を使って集団で役割を果たして、復興しなければ子孫を残していけない。むしろ、自然が平穏な普段から、いずれ必ず来る厳しい自然に備えていなければならない、そのためには、子孫に至るまでそのような脳の使い方をしなければ、災害が来て子孫が滅びることになる。豊かな自然の中にいても、厳しい自然に耐えられるような脳の使い方を子孫に伝えていく必要があったわけです。

　これは、教義を信じていれば天国に行ける、幸せになれるという一神教的な考え方とは違います。これは、いい悪いの問題ではなく、それぞれが違う風土から出てきたものです。武士道は、言葉の上の理念ではなく、**徹底的に現実に立脚した考え方**です。武士道は、もちろん鎌倉時代の侍から始まったわけですが、日本のあらゆる優れた産業の根底には、武士道があると私は考えています。

ドーパくん　あらゆる産業は、他の会社よりいい商品を作る戦いをしないと、生き残れないですからね。しかし、武士道のような生死をかけた戦いが、今の職場にあるようには思えないな。あまり人と争うのは、僕は好きではないし。

ノルアドさん　今はお金の戦いですよ。武士道のことはイメージがなんとなくつかめましたが、日本の自然に立脚した考え方で、欧米の厳しい競争に勝てるんですか？　僕は一神教のように何か強く信じることがないと、結局競争には勝てない気がしますが。

ブレイン先生　もちろん戦争では、一神教的な発想のほうが強いに決まっています。武士道は、敵をも生かす考え方ですから。日本の優れた産業の根底にあるのが武士道であるという意味は、それらの企業の一番の根底に、**顧客という現実に立脚している**ことがあるからです。顧客のことを、まず第一に考える。顧客に役立つためにいい製品を作る。そのために戦う。それは武士道そのものです。

たとえば、トヨタとフォルクスワーゲンを比べるとはっきりします。トヨタとフォルクスワーゲンの違いは、前者が民間から始まった民間人のための会社で、後者は国が戦争を遂行するために始まった国策企業だということです。トヨタは、販売のトヨタと言われるように、顧客が何を望んでいるかという現実、つまり右脳から始まっているのに対して、フォルクスワーゲンは、他のメーカーより優れた技術を開発して競争に勝てば、顧客は当然買うという、左脳から始まっています。結果としてはいい車を作ることにつながるので両社は大差ないようですが、どちらの脳からスタートするかということが、顧客相手の産業では、大きな分岐点になります。

ご存知のとおり、トヨタは販売台数が世界一になりましたが、フォルクスワーゲンは世界一になる寸前に、燃費を不正に操作していたことがわかり、失速しました。これは、顧客のことを第一に考えているかどうかが、両社の運命を左右したと私は考えています。顧客のことを本当に思っていれば、燃費を不正してでも売り上げを上げようなどという不埒な発想は、まず出ないものです。

日本の企業は、トヨタのような脳の使い方をしている企業が多いから、長持ちする。世界的に見ても、200年以上続いている企業は、日本が56%を占めており圧倒的に多い。逆に言うと、戦後日本の企業は、欧米のような経営方式を入れましたが、これは大変危うい。ソニーの凋落を見ると、そのようなやり方は日本人に合わないばかりか、世界の競争に負けることに結果としてなることに、そろそろ日本人も気づき始めたように私は感じています。この話題はまた、対談の最後のほうのところでふれます。

ノルアドさん　日本の医療はどちらに傾いているんですか？

ブレイン先生　これは手厳しい質問です。たとえば、私は脳外科医ですが、まず一番大事なのは、自分の腕を磨くことではなくて、この患者さんにこの手術が必要なのかどうかということです。できるだけ患者さんの思いに沿って、いらない手術は避けたい。つまり、患者さんの立場に立った右脳的な発想からスタートしなければならないのです。

ところが、先ほどのべたとおり、西洋医療は左脳的で、どんどん細分化し、専門性に分けていく。そうすると、患者さんを全体で見なくなる。細部だけ見て適応を決め、患者さんにはプラスにならない手術をすすめたり、専門性をみがくために腕をあげたい、残念ながら手術をしたいからしているように見える脳外科医を、多く見かけます。もちろん、いざという時には技術が高いことは重要ですが、それは患者さんにプラスになる治療からのみ技術をあげるべきで、技術をあげることから、**つまり左脳からスタートしたやり方は、長い目で見て医療のプラスにならない**と思います。

統合医療というのは、ただ単に西洋医療と東洋医療を合体させるのではなくて、患者さんにとって何が一番プラスになるか、両者の治療の得失を見て組み合わせる治療法です。そういう意味では、相手を見てうまくさじ加減をする民族である日本人に、一番向いている治療法だと私は確信しています。

西洋医療と東洋医療の得失という話がありましたが、私の最近経験した症例で、印象的なものがありました。それは、悪性の脳腫瘍の症例ですが、ガンマナイフという、放射線を集中的に当てて悪い腫瘍を焼き殺すような治療を数か所の脳腫瘍に行い、その後、腫瘍が壊死を起こして腫れ、状態が悪くなってうちの病院に来て、手術で取らざるをえない患者さんがいました。ところが、手術はうまくいくのですが、一個脳腫瘍を取ると脳の圧力が下がるので、高い圧力で押さえ込まれていた他の脳腫瘍が腫れるといったことをくりかえし、結局亡くなられました。パンドラの箱を開けたような状態で、まるでフセインが失脚した後のイラクのような状態ですが、当院に来た時にはすでににっちもさっちもいかない病状でした。西洋医療だけを徹底してやった恐ろしさを感じました。

ところが、別の症例で、やはり悪性の脳腫瘍なのですが、病気の最初から西洋医療だけではなく、食事などの東洋的な医療を併用した方がいらっしゃいました。その方は、驚いたことに腫瘍が壊死を起こして腫れていくのではなくて、中から消えていく、つまりアポトーシスを起こして、治っていきました。これは何か象徴的な話かと思います。

ガンというのは、人で言うと、「ぐれて町のどこかでたむろしている若者」という表現を使うことがありますが、ぐれてたむろしている若者を、こん棒か何かで殴り、徹底的に痛めつけて社会から追放しようというのが西洋の治療であり、それと対照的に東洋の治療は、ぐれた若者たちに、君たちは社会の大事な一員である、ちゃんと役割があるんだという自覚を持たせて改心させるやり方になります。

若者たちが住んでいる町が、尊敬できる大人が多くいて、若者たちもその後を追いかけて大人になろうとする健全な町であれば、それは可能な話です。自分のことしか考えていない大人しかいなくて、町全体がばらばらで不健全な状態であることが、若者がぐれる一因なのに、自分たちのことを棚に上げて若者だけを責めて追放しても、また別のぐれた若者が出てくるわけです。

西洋医療だけではガンなどの生活習慣病が完治しない

のは、そこに理由があります。

左脳右脳の話は、それに似ています。右脳が一体化する脳の使い方であるとのべましたが、社会や組織が一体化して、それぞれの人にちゃんとした役割があり、それぞれの人がそれに対して生きがいを感じていれば、自然と社会や組織は健全になります。それを、左脳を主体にして、人の優劣を事細かにつけ、優れたものだけ生き残るようなことにしてしまうと、劣ったと烙印を押された人は、自然と反社会的、反組織的になり、社会や組織全体が不健全になります。今のヨーロッパで起こっているテロの問題は、そこに一因があるようです。

では、別の大きな脳の機能のくくりである、大脳の外と内、つまり人間脳と動物脳について、次にお話ししましょう。

第2章
人間脳と動物脳

私は、何か怒りがあると、それが原動力になり、むしろ活力につながります。こういうのは、動物脳に振り回されているのでしょうか

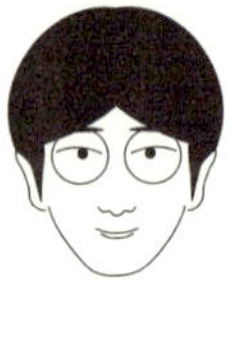

怒りは、大事な要素です。それが、単に人に対する復讐のように矮小化すると、動物脳に振り回されていることになります。もしその怒りを、社会を良くする力に変えることができれば、それは動物脳をコントロールし、そのエネルギーを自我がもらって、脳全体が働くことにつながります

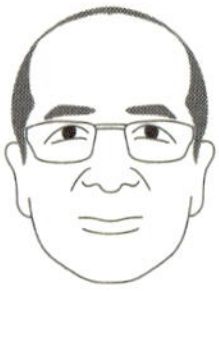

人間脳と動物脳について

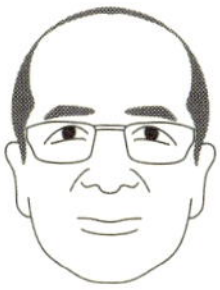

「自分を守りたい、死にたくないという大脳辺縁系が動物脳、人間らしさを作っている大脳皮質が人間脳です」

ブレイン先生　先ほどまでは、大脳の左右の話をしましたが、今度は内外の話をします。内側には、医学用語で言うと大脳辺縁系という自分を守るための脳があります。脳の働きに大きな影響力を持っている扁桃体も、大脳辺縁系の一員です。**扁桃体はストレスで活性化**されるわけですが、最大のストレスはなんであるかと言えば、死の恐怖です。何かに襲われて殺されそうになった時に、逃げようとしたり戦おうとしたりするわけですが、その時に扁桃体が過剰に活性化します。

　また、視床下部という場所もあります。これは、自律神経の中枢になります。自律神経とは、自分の体温や血圧などを一定に保つ働きがあります。

また、側坐核という場所もあり、ここが刺激されると、快感を感じます。いわゆる報酬系といって、何か欲しいものがあり、その欲望が満たされた時に快感を感じる場所です。男は、飲む、打つ、買うのどれかにはまりやすいと言われていますが、これは報酬系、つまりドーパミンを介した経路と関わっています。

このように、**大脳辺縁系は動物的な機能に関わっている**ので、私はこれを動物脳と呼んでいます。ひとことで言えば、自分を守りたい、死にたくないという脳です。

ドーパくん　僕が仕事中に、終わった後のビールのことばかり考えるのは、動物脳のなせるわざだったんですね。

ブレイン先生　そのとおり。そして動物脳を取り巻くように、人間にのみよく発達している脳があります。大脳皮質になりますが、これは**人間らしさを作っている脳**なので、人間脳と私は呼んでいます。社会を形成し、進歩していくのは、人間脳がなせるわざです。では、人間が生きていくうえで、どちらがより大事だと思いますか?

ノルアドさん　それは、人間脳だと思います。動物脳は、さっきの扁桃体のように、人間らしさの足を引っ張っているだけではないですか。

ブレイン先生　それは違います。私の分野になりますが、脳腫瘍が人間脳と動物脳のそれぞれにあった場合に、どちらが厳しいかと言えば、動物脳にあった場合です。動物脳にあると、ほとんど植物人間状態になり、命を落とすことも十分あり得ます。しかし、人間脳であれば、しゃべりにくいとか手足を動かしにくいとかになることはありますが、命に関わることは、余程大きくならなければありえません。

ドーパくん　動物脳は生命力と関わっているわけですね。じゃあ僕は生命力が強いのかな。

ブレイン先生　そうとも言えません。人間の生命力は、厳しい環境にいたり、楽しい環境にいたり、過去にいた**環境の落差が大きければ大きいほど、強く**なります。ずっと楽しいことばかり追いかけていては、生命力は強くなりません。

たとえば、偉人を見ればそのような人たちばかりです。もともと裕福な家庭に生まれて、幼少期に没落した、そのような環境が偉人を作ることが多いのです。徳川家康しかり、松下幸之助しかりです。それは、おそらく、愛情ある母がいればオキシトシン、楽しい時はドーパミン、厳しい時はノルアドレナリン、それを乗り越えるのにセロトニンが出るといった、それは一例ですが、動物脳や人間脳を活性化する様々な伝達物質を大きく刺激する環境だからでしょう。

ドーパくん　南の島のように食べものが何でも手に入るぬるい環境では、生命力は上がらないのですね。そうすると、僕も何か厳しい環境にチャレンジする必要があるんですね。

ブレイン先生　私のまわりには、戦前の教育を受け、戦争経験をした、80歳を超えてもかくしゃくとした老人がいますが、それは厳しい環境、楽しい環境両方を経験した人の強みでしょう。私など、とてもその生命力にはかなわない気がします。

しかし、もちろんノルアドさんのおっしゃるとおり、動物脳が強いのみでは、動物と同じです。それを人間脳がコントロールしてはじめて、人間らしく生きていけます。現代の様々な事件は、動物脳が過剰に活性化して、人間脳がそれをコントロールできないから起こっていることが非常に多いと私は感じます。本当の意味で動物脳が強ければ、逆に変に暴走しません。本当に強い動物は、無謀なこと、無茶なことはしません。仕留められる獲物を周到に狙うものです。今の多くの事件は、**弱い動物脳に対して、さらに弱い人間脳**という図式が多いと私は思っています。それが、おそらく昔の常識では考えられない、恥ずかしい、せこい事件が最近頻発する要因でしょう。

では、その動物脳をコントロールするのは脳のどこにあるのかということになるのですが、それに大きな役割を果たしている部位があります。それは、脳の司令塔と言うべき部分であり、ちょうど動物脳と人間脳の間にある帯状回などがそれに大きく関わっています。脳科学から言うと、ここは自我にあたる部分です。この**自我と動物脳のどちらが強いか**が、考え方や行動に大きく影響します。

たとえば、パニック障害です。これは、帯状回の前のほうが、扁桃体をコントロールできなくなると起こります。パニック障害はその場から逃げたくなる障害なので、右脳の働きになりますが、それは覚醒下手術でも何回か我々が見てきた現象です。

ノルアドさん　では、たとえば動物脳が強い場合と弱い場合はいかがでしょうか。弱いほうがコントロールしやすいわけですね。

ブレイン先生　私は弱いほうが危ないと思います。いい子などは、動物脳が弱いわけですね。動物脳が弱くてコントロールしやすいから、子供の頃は問題を起こさないので、自我が強くならない。自我が弱いと、大きなストレスを受けた場合に何をしていいかわからなくなり、そこで崩れてしまう。子供の頃は人間脳の発達が弱いので、動物脳が強ければ、いわゆるいたずらっ子、大人の手に負えない子になるわけですが、そのほうが様々な厳しい経験を経て自我を鍛えるチャンスがあるので、むしろ大人になると社会の役に立つような人になることが多い。これも、生命力の強弱の問題かもしれません。また、周囲の大人の問題も大きい。そこには教育、ひとつは小脳が関わっている。これは後でのべます。

いずれにしても、まず大事なことは、動物脳を自我がコントロールすること、それがないと人間の社会では様々な問題を引き起こします。動物脳は、ストレスがあると必ず活性化します。それは、ストレスは自分をおびやかす敵と同じだからです。それをしっかりコントロールできていると、そのエネルギーがさらに脳全体を活性化して、脳がさらに働く方向にいきます。過去の偉人はすべてそうであったと言っても過言ではありません。**ストレスがプラスに働く**のです。

しかし、動物脳をコントロールできていない人は、ストレスで動物脳が活性化するとむしろ脳全体が使えなくなり、脳が働かなくなります。ストレスがマイナスに働きます。

ドーパくん　ストレスそのものが悪いものと思っていましたが、ストレスで活性化した動物脳をコントロールできないことが、脳に悪いわけですね。僕は、今までできるだけストレスを受けないように、ちょっと違うと思っても人間関係を波風たてないようにしてきましたが、それでは自我を鍛えていない、強いストレスが来ると耐えられない脳にしてしまっていたわけですね。

ブレイン先生　『論語』に「君子は和して同ぜず、小人は同じて和せず」という言葉があります。本当の和は、意見の違いをちゃんとのべて落としどころを探ることです。最初から、相手の機嫌を損ねまいと意見を言わないのは、長い目で見ると人間関係がうまくいきません。同意したはずなのにやっていることが違うと思われ、信用をなくすからです。

ノルアドさん　私は、何か怒りがあると、それが原動力になり、むしろ活力につながります。こういうのは、動物脳に振り回されているのでしょうか。

ブレイン先生　怒りは、大事な要素です。それが、単に人に対する復讐のように矮小化すると、動物脳に振り回されていることになります。もしその**怒りを、社会を良くする力に変える**ことができれば、それは動物脳をコントロールし、そのエネルギーを自我がもらって、脳全体が働くことにつながります。では、動物脳がコントロールできているか否かがどういう結果を生むのか、様々な事例をあげてのべていきます。

〔事例1〕日本の話――公の精神の消失

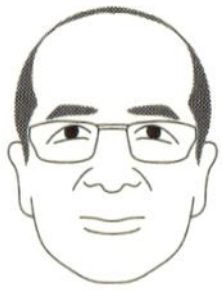

「戦前まで残っていた日本人の『無私の精神』という美徳は、今ではすっかり失われてしまいました。その原因は戦後の教育と食事にあります」

ブレイン先生　「人間学」という学問があります。それは、東洋であれば『論語』、西洋であれば『聖書』に代表されるように、人はどう生きればいいかに関することを学ぶものです。人間学の一番中心的なテーマは、端的に言えば、**いかに「私」をコントロールするか**ということです。「私」というのは「公」に対立する概念で、私利私欲の「私」になります。自分の得になることを考える、そのために行動するのが「私」であり、それに対して「公」は、次の世代も含めた社会全体、もっと言えば自然まで含めて、それに役立つためにはどうするかを考える、行動することを意味します。少し前に公私混同をしている政治家が問題になりましたが、これは公金である税金を「私」の利益に使っているという公私の混同に他なりません。

ノルアドさん　私もそれには怒りを感じます。庶民が一所懸命働いて税金を納めているのに、それを法律にひっかからないからといって、せこく自分のために使うのは許せません。昔は、そんな人は少なかったんじゃないでしょうか。

ブレイン先生　昔のほうが公私混同は多かったかもしれません。特に幕末の志士は、公私混同がはなはだしいと言ってもいいでしょう。ただし、今の公私混同と全く逆の、公私混同ですが。

ノルアドさん　それはどういう意味ですか？

ブレイン先生　幕末の志士あがりの伊藤博文は総理大臣にまでなりましたが、暗殺された時に葬式代さえ家に残っていませんでした。４回も総理大臣をつとめ、位人臣をきわめた人が、そんな状態だったのです。大久保利通も、暗殺された時は借金をしていたと言います。なぜならば、自分の私財を、国家の建設のために使ったためです。**「私」のすべてを「公」のために捧げた**わけです。幕末の志士はみんなそうだったと言っても過言ではないでしょう。吉田松陰を含め、文字通り命を投げ出して国家の危機を救った、その無私の精神が、今日でも我々の心をうつのです。日本人の精神における、一番上質な部分です。

ドーパくん　なるほど、そんな時代があったのですか。しかし、たった150年くらいで、これだけ民族の精神が変わるのも珍しいかもしれないですね。

ブレイン先生　まだ戦前は、そういう精神が色濃く残っていました。佐久間勉という海軍の軍人が明治時代にいたのをご存知でしょうか。

ドーパくん　初めて聞きました。

ブレイン先生　戦前は修身の教科書に載っており、多くの人が子供の頃から知っていました。彼は、潜水艇の訓練中事故が起こり、全員が死んでしまった時に艦長をしていました。事故が起こって2日後、潜水艇が引き上げられた時に皆が驚いたのは、全員が持ち場を離れずその場で亡くなっており、艦長はその様子に関して克明にメモを取り、遺書として、自分の部下の家族が食べていけるのかの心配をしていたことです。死を前にして、冷静沈着に自分の役割を果たした、その勇気に日本のみならず世界中が感動しました。あの時代の日本人が無私であり公につくしていたのは、日本人の、**自分の与えられた役割を必死に果たす**という気持ちがベースにあります。

ノルアドさん　軍人だから、強い軍隊を作るために洗脳されていたということもあるんじゃないでしょうか。

ドーパくん　僕はそういう話を聞くと、そういう時代がうらやましい気がします。今はLINEなどでつながっているけれど、本当の意味で心はつながっていない。常に連絡をとっていないと、何か言われるんではないかという不安がある。あの時代は、同じ方向を向き、同じ無私の精神を持った仲間とつながっているという安心感があったんじゃないかなあ。

ブレイン先生　もちろん、軍が強いためには、各自が役割を果たさねばなりません。しかし、役割を果たすのは、軍隊のみではありません。昔は、政治家も教師も医師も、すべておのれの役割を必死で果たしていました。佐久間勉もふだんは優しい普通の青年だったと言われています。ある意味平凡な人が、そのような英雄的なことをするのは、その時代の人の多くの人が、そのような脳の使い方を共有していたのでしょう。

幕末の志士も、自分の役割を十二分に、命までかけて果たしていました。そこが、志士仲間の強い連帯意識を生みました。それは、志士のみならず幕府側でも、たとえば新撰組や会津藩にも、そういう強い連帯意識がありました。これは、**洗脳されたという左脳的な原理主義**からきたのではなく、**人に対する自然な情を主体とした、右脳的な連帯感**だと思います。戊辰戦争で、賊軍側の会津の鶴ヶ城が陥落した時に、官軍にいた薩摩藩の桐野利秋は、会津に同情してずっと泣いていたという逸話もあります。たまたま立場が違うだけで、底流では同じ精神を共有していたということでしょう。

ドーパくん　ではなぜ、戦後それがなくなったのですか?

ブレイン先生　いろいろ理由があります。ひとつは教育です。今の日本人にも、役割を果たすという意識は潜在的にあります。私は覚醒下手術という、チームでやる医療を行っています。この手術は、ひとり神の手がいればできるという手術ではなく、神経症状を見る人、電気生理で神経機能を見る人、ナビゲーションシステムでどこを手術しているか見る人など、多くの人が関わって行っています。私が感動するのは、参加するメンバーがみんな、患者さんの症状を悪くしないようにと一所懸命なのです。それぞれが、別に給料にプラスになるわけではないのに、患者さんに良くなってほしいという思いで頑張っている、その景色は日本人の極めて上質な部分を感じさせます。日本人にはそのようなＤＮＡがあると思います。

しかし、残念ながら、戦後の教育が日本人の美点の足を引っ張りました。単に知的な面だけ伸ばそうとして、日本人の世界に一番通用する、右脳的で動物脳をコントロールするために重要な、**天から与えられた役割を必死で果たす**という考え方を、大人が子供に教えなくなった。それは、戦争に負けて日本が自信を失っているところに外国の様々な勢力が乗じ、それを素直な日本人が真に受けたこともあります。やはり、私に言わせると、脳の使い方がわかっていない、先ほどのべたように左脳で負けただけで右脳では負けていなかった、という客観的なことがわかっていないことからくるように感じます。

ノルアドさん　私は厳しい職場環境で働いているので、常に成果を上げることを求められます。そうすると、一緒に働いている連中はみんなライバルになり、頑張らねばと思う反面、孤独も感じます。私は死ぬまで向上したいので、こういう世界は望むところですが、言われてみれば、戦前の日本とは全く違う世界になった気がします。しかし、もう戦前には戻れないのではないでしょうか。連帯意識も大事ですが、自分のことがもっと大事というのが正直なところです。要するに、世界を相手に競争しているので、精神的に余裕がない。

ブレイン先生　それはごもっともです。日本人の美質を教える上司がいなくなり、伝統がとだえたところはあります。そこは精神的な話になりますが、**もうひとつ大きな原因があります。それは食事**です。

ドーパくん　食事も関係あるんですか？

ブレイン先生　戦後の食事は、米国式の、肉や乳製品、甘いお菓子やポテトチップスのようなジャンクフードが入ってきました。それが、ガンや心臓病のような生活習慣病を引き起こすとともに、精神までおかしくしました。一例をあげると、お菓子に入っている白砂糖は、血糖を乱高下させます。そうすると、人間は**衝動的になったり、精神が不安定**になります。腰を据えて根気よくやろうということにならないのです。戦前は、玄米や野菜などが中心の粗食でした。これらは、今の米国式の食事に比べて、ファイトケミカルや酵素などが豊富で、人間の活力につながります。

ドーパくん　たしかに、朝から菓子パンを食べ、缶コーヒーで無理やり頭を働かせようとしたこともときどきありますが、昼くらいになると猛烈にお腹がすいて、また甘いものを食べたくなります。

ブレイン先生　白砂糖は中毒性があります。人間の体は、食事をしたもので置き換わっていきます。それをおろそかにすると、当然普段の仕事にも悪い影響が出ます。今の米国は、衝動社会と言われています。つまり、欲しくなるとすぐに手に入れないと気が済まないような、そういう衝動的な気持ちを企業があおって、大衆にできるだけ多くの商品を消費させようとしている社会になったということです。

衝動的になるひとつの原因は、動物脳が活性化されやすい食事をしているということです。たとえば、白砂糖で血糖値が乱高下すると、それをなんとか処理しようと、動物脳が活性化せざるをえません。視床下部に強い刺激が入るのです。戦後の食事がまさしく、そのような食事です。それが、**日本人の精神を蝕んでいます。**その他、様々な要素が、日本人が変貌したことに関わっていますが、それはまた後でのべます。

では、次に世界において、動物脳と人間脳の関係から起こったと思われることについてのべます。

［事例2］歴史上の話——金と戦争と宗教

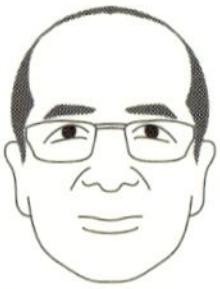

「日本で一神教が広がらないのは、砂漠の存在がないことが、ひとつあげられます。日本人は、あいまいさを好みます。経典という左脳的な『言葉』よりも、自然という右脳的な『言葉のない世界』が自分たちに合うと潜在的に思っているのでしょう」

ブレイン先生　世界の歴史上の戦争は、すべてと言っていいほど、**過剰に活性化した動物脳**が関わっていると私は考えています。それが突発的で衝動的なものであれば、動物脳が関わったとすぐにわかりますが、大きな戦争は、その背後に左脳と動物脳がタッグを組み、巧妙に正義を振りかざして国民を誘導するケースも多く見られます。

ノルアドさん　たとえばどの戦争ですか？

ブレイン先生　例をあげると、ふたつの世界大戦は、まさしくそれが起こりました。結局、ふたつとも米国が参戦することで、連合国側が優勢になり、勝利に結びつきました。その参戦のきっかけは、左脳的なお金の問題から始まったのに、それを隠して正義にすりかえたところがあります。第一次世界大戦は、西部戦線が膠着し、どちらに勝利がころぶかわからなくなった。そこであせったのが、大量の兵器をイギリスに売った米国のモルガン商会でした。もし、イギリスが戦争に負ければお金を回収できない、そこで彼らは、その当時の大統領のウィルソンを動かして、もともと孤立主義で参戦する気がなかった米国を、正義の名のもとに参戦にもっていきました。

第二次世界大戦も、世界大恐慌が引き金になり、それから回復するために、その当時の大統領のルーズベルトがニューディール政策を行いましたが、決してうまくいっていなかった。そのため彼は、戦争に加わりたくてしょうがなかった。そこで有色人種である日本を戦争に追い込んでいったのは、いろいろな証拠から見て、今日の一般的な見解だと思います。戦争が最大の景気対策、金儲けになるのです。**世界恐慌が動物脳を過剰に活性化**し、各国が**左脳を使って金儲けに走った**ことが、戦争を生んだ主因であることは間違いありません。

しかし、米国などの自由主義陣営は、情報がオープンなので、一過性に極端に走っても、必ず揺り戻しがあります。一番怖いのは、閉ざされて、ある主義に染まった国です。ある主義とは、**共産主義やナチズム**などの、当初その理念は多くの国民にとっては心地よく響きますが、心地いい分だけ、脳の本当の現実とは離れた思想です。それらの主義は、脳全体を使うために自然から与えられた脳本来の機能とは乖離しており、結局はそれらの主義はまともに機能せず、権力者の保身のために恐怖政治になり、大量の人が粛清されることにつながります。

ノルアドさん 心地のいい分だけ、脳全体を使うために自然から与えられた脳本来の機能とは乖離する、というのはどういう意味ですか？

ブレイン先生 たとえば、ゲルマン民族が世界で一番優秀であるということを主義の根本にすえ、第二次世界大戦の原因となったドイツのナチスは、ドイツ国民の多くの支持を得たから、正式の選挙において第一党になったわけです。その当時、世界恐慌で強烈なインフレにみまわれたドイツ民族は、国民のほとんどが生存さえ危うい状態になり、脳から見るとおそらく扁桃体が過剰に活性化された状態でした。そういう状況の中で、ゲルマン民族であるだけで、世界で一番優秀であるという思想ほど、**過剰に活性化された扁桃体がもたらした強い不安感**をやわらげ、心地よくさせるものはありませんでした。実際、選挙でナチスの一党独裁になった直後は、失業者も減り豊かになったため、ドイツ国民の大半は、戦争に負けるまでナチスを支持し続けました。

しかし、その豊かさはみせかけのものであり、ユダヤをはじめ多くの民族の犠牲の上になりたったものでした。自由主義陣営における、様々な脳の使い方の人を集めて、その脳の使い方の多様さがいい製品を作ることにつながるといった、つまり自然から与えられた様々な脳の機能を組み合わせて使い切ることがいい製品につながるという、脳において極めて大事な、脳本来の機能に即した原理からは、ナチズムは乖離していました。

ナチスは、ゲルマン民族が世界で一番優秀であるという心地よいフィクションで、脳本来の、**多様性を組み合わせることにより競争に勝つ**という原理から離れ、脳の質において自由主義陣営に負けたのです。

共産主義も同様のことが言えます。労働によって得た財産を共有のものにするというのは、いかにも理想的なものに聞こえますが、人間の脳には動物脳も左脳もあり、やはり努力して成り上がりたい、まわりの人にどーだと言わせたい気持ちが、どうしてもあります。それを共産主義のように、**動物脳も左脳もないものとして否定すると、やはり脳の一部が思考停止**しているのでいい製品ができず、どうしても国際的な競争力が落ち、それをごまかすために支配者は、何も知らない若い者を洗脳して恐怖政治に走り、大量の粛清者を生むことにつながります。

毛沢東の文化大革命、ポルポトのクメール・ルージュによる知識人を中心にした大虐殺も、脳を使っているので本当のことがわかっている知識人に対する憎悪があります。今の中国の行き詰まりも、ポルポトのカンボジア軍がベトナム軍にあっと言う間に負けたのも、ちゃんと脳を使っていない者は滅びていくという脳の原理に基づいたものです。

しかし、主義や原理はお酒のようなもので、明日の命も保証されないという不安感を鎮めるために心地いいことを言われると、酔ってしまうのです。扁桃体が過剰に活性化され、それがまともな方法でコントロールされないことが、いかに恐ろしい結果につながるかです。

ノルアドさん　そういうことが歴史上なかったという意味では、日本は住みやすいところですね。ところで、**日本で一神教が広がらない理由**も、脳から説明できますか？

ブレイン先生　一神教はご存知のとおり、砂漠から出てきています。人間も生物ですから、水がない砂漠に立つと、自分の生存に対して不安を覚える。オアシスを手に入れるために闘争的になるわけです。そうすると、多くの争いが起こる、それに対して、一神教は愛とか天国を説くことにより、その**闘争心や不安感を和らげようとした**ということが、砂漠から一神教が出てきた背景にあるのは間違いないと思います。つまり、過剰に活性化した扁桃体などの動物脳をコントロールするためにあるのが、一神教の経典が目指すひとつの目的です。

これは、争いを減らし平和を目指すという意味では、必要なことかと感じます。しかし、日本でその一神教があまり広がらないのは、その大元である砂漠の存在がないことが、ひとつあげられます。日本人は、あいまいさを好みます。経典があり、その戒律を厳しく守るのは、日本の気候風土に住んでいる人間には合わないのです。経典という左脳的な言葉よりも、自然という右脳的な言葉のない世界が自分たちに合うと潜在的に思っているのでしょう。

ノルアドさん　日本人には宗教の戒律がなくても、ちゃんと動物脳をコントロールできるのでしょうか。新渡戸稲造の書いた『武士道』でも彼に対して同じような質問が外国人からあり、それが彼が本を書いたきっかけになったと記憶しています。

ブレイン先生　昔の日本人ほど、しっかりと動物脳をコントロールしていた民族はいなかったと思いますが、残念ながら、今の日本は、宗教というタガがないことが問題になっているのかもしれません。先ほど、佐久間勉のことをのべましたが、日本人にとっては、自分の役割を果たすということが、**動物脳をコントロールする大きな抑止力**になっていました。つまり、人間関係の濃さ、温かさが自分の役割を意識させ、それが役割を果たさないと恥ずかしいという意識になり、社会の安定につながっていたように思います。

それが、幕末から明治、大正、昭和、平成と時間がたつにつれて、どんどん薄まってきたように感じます。特に、戦後バブルのあたりから急激に日本らしさが失われ、役割を果たすどころか、役割を利用して私腹を肥やす、といった話が急激に増えました。かつての高潔だった日本人に比べると、卑しくなったということは言えるでしょう。

ドーパくん　でも、大震災があっても、略奪はない、秩序が保たれているということで、世界に賞賛されています。

ブレイン先生　やはり、**日本人は自然の災害で鍛えられている**のでしょう。個人個人が自分の欲望だけ追い求めてばらばらになると、とても大きな災害を乗り越えることはできません。自然の災害が頻繁にあることで、おのずと人間どうしの紐帯《ちゅうたい》が強まります。日本人がある意味大災害でリセットされている、と言ってもいいのかもしれません。最近そのような災害が立て続けにあるのは、もしかしたら、日本人よ、ちゃんといい時の日本人に戻りなさい、という天の意思かもしれません。

では次に戦争、宗教のみならず、様々な分野での人間脳と動物脳の関係を見てみましょう。

〔事例3〕政治、経済、スポーツ、文化、教育の話

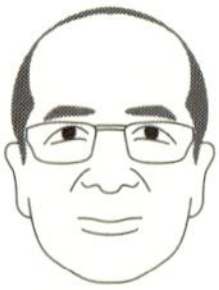

「動物脳のエネルギーを人間脳に転化させるために大事なことが、教育です。特に、民族精神を喚起するような教育が重要です。なぜならば、民族精神とは、強いストレスを乗り越えその民族を栄えさせるために、長い歴史で培われた脳の使い方からきたものだからです」

ドーパくん　今までのお話をお伺いしていると、動物脳がいろいろな悪さをしているような気がしますが、動物脳をコントロールするには、それが活性化しないように抑えつけたほうがいいのでしょうか。つまり、いわゆる欲望から離れた、聖人君子や修道院のような生活をしたほうがいいのでしょうか？

ブレイン先生　それはひとつのすばらしい生き方かもしれませんが、脳の自然から見ると

違うと思います。脳から言うと、動物脳には強烈なエネルギーがあり、そこがやられると植物人間のようになることはすでにのべました。だから、それを無理矢理抑えつけるのは不自然だし、脳は充分には働きません。動物脳のエネルギーを利用して脳全体を働かせ、どんどん脳全体が活性化するほうが、脳にとっては自然です。前回申し上げたのは、動物脳が主体になり、脳全体がそれに振り回されるのが悪いということです。動物脳から出てきた情動、たとえば愛情や怒りは、両方とも強烈に持っていたほうが、私は脳が働くと思います。

その強烈なエネルギーを、脳全体を使う方向に転化するために大事なことは、**志を持つこと**です。つまり、志を果たすためには、左脳を使って知恵を絞りだし、右脳を使って仲間を作らねばなりません。志を持つことが、強い動物脳のエネルギーを利用することにつながります。吉田松陰は、まさしくそのような脳の使い方をしました。彼は日本を救いたいという強い情動を持っており、それを基にして彼ほど左脳を使って日本の方向性を考えた人も、右脳を使って人に強い影響を与えた人もいません。

では、そのような観点で、様々な分野を見ていきましょう。たとえば、政治です。古代ローマ時代に詩人ユウェナリスがその当時の政治を揶揄して、権力者から無償で与えられる「パン」つまり食糧と、「サーカス」つまり娯楽によって、ローマ市民が政治に無批判になっていることをのべました。彼は揶揄しましたが、これはしかし、政治の本質です。政治はまず国民が飢えないようにし、娯楽をする余裕を与えることが第一の優先課題であり、これができれば政治に対する不満はなくなります。つまり、**政治は国民の動物脳を満足させることが最優先課題**であり、これは悪い例にはなりますが、ナチスが国民の支持を得た要因でもあります。今の自民党は、多くの「パン」と「サーカス」の団体が後援しており、それが彼らが選挙で勝つための原動力でもあります。そこをおろそかにして理想論を言っても、決して選挙は勝てません。

しかし、それだけでいいのでしょうか。ナチスがすぐに滅びたように、国民の動物脳のみに媚びていると、国力は上がりません。なぜならば、動物脳が主体になればなるほど、目先の利益のみ考えるようになり、長期的な視点で脳全体を使えなくなり、様々なストレスを乗り越えるような脳の使い方にはならないからです。脳全体を使えないと、国民の能力が下がり、そのため戦争やお金も含めた、他国との競争に勝てなくなります。他の国との競争は国民にとって強いストレスになるわけですが、動物脳を喜ばせるだけの政治を続けると、国民のストレスに対する耐性が落ち、長い目で見て競争には勝てません。

西ローマ帝国がゲルマン民族の移動により浸食されていったのも、「パン」と「サーカス」で動物脳主体になった国民と、質実剛健で動物脳をコントロールしている蛮族とでは、勝負にならなかったためでしょう。幕末の幕府側の旗本と、西国の質実剛健な雄藩の武士との関係も同様で、旗本は戊辰戦争になると家督を息子にゆずって隠居し、争いに関わらないようにしたのが、幕府の敗因のひとつでした。動物脳をコントロールしてストレスを乗り越える鍛錬を、旗本はしてこなかったのでしょう。

つまり、脳から見た政治のひとつのポイントは、経済を良くして民衆の動物脳をある程度満足させることが最優先ですが、それだけでは他国との競争に負けるので、**動物脳のエネルギーを人間脳の向上に転化**させ、国力を長期的に見て上げるということになります。

ドーパくん　それはなかなか難しい気がします。僕は脳から見ると、動物脳を満足させるようなことばかりを週末に行っているように思いますが、平日の仕事がしんどいので、どうしてもそうなるのです。僕の仲間で、国のためにしんどいことをやろうという人間はほとんどいません。どうすればそういう視点が持てるのでしょうか?

ブレイン先生　そのために大事なことが、教育です。特に、**民族精神を喚起するような教育**が重要です。幕末の雄藩である薩摩、長州、会津などは、それを行っていました。なぜならば、民族精神とは、強いストレスを乗り越えその民族を栄えさせるために、長い歴史で培われた脳の使い方からきたものだからです。

民族がずっと栄えるためには、民族精神はその民族が暮らしている現実に即したものでならなければなりません。何回も例にあげますが、ナチスのようにドイツ民族が世界で一番優れているというのは、脳から見れば根拠があいまいであり、実際は優秀なところもあるドイツ民族の、どの点が優れているのかという客観的な視点はありません。ある民族が、すべての点で他の民族より優れているということは、脳から見たらありえません。これは先ほどのべたように、不安感にとらわれた国民に耳障りのいいことを言っただけです。

一方、**日本精神は自然という現実に即したもの**であり、世界を維持発展させていくには、今後重要なものになるでしょう。これはまた後でのべます。

ノルアドさん　政治に関しては、たしかにおっしゃるとおりだと感じます。では経済はいかがでしょうか。経済は端的に言うと、いかにお金を儲けるかだけのように私は感じます。それは政治よりも動物脳そのものに近い感じがしますが、いかがでしょうか?

ブレイン先生　経済においても、短期的な動物脳主体の視点と、長期的な脳全体を使う視点があります。前者は、『論語』で言う「利によりて行えば恨み多し」であり、後者が、近江商人の「三方よし」になります。前者は、自分の利益ばかり考えれば周囲の恨みをかいやすいということを意味しています。動物脳主体で自分の儲けばかりを考える脳の使い方は、周囲からの恨みばかり多くなって、結局商売もうまくいかないということです。

一方、「三方よし」は、自分よし、相手よし、世間よしの3つを一致させて、長期的な利益を考える、近江商人の哲学を意味します。自分の得になるだけではなく、相手の得にも、世間全体の得にもなるやり方で商売をすれば、長い目で見てうまくいく、つまり、動物脳のみならず人間脳を使って3者の利益を一致させれば、商売も結局うまくいくということになります。

ドーパくん　なるほど。その「三方よし」の実例があれば教えてください。

ブレイン先生 日本のODAは、そのようなやり方をやっています。たとえば、ブラジルに対するODAでは、まず日本がお金を出すわけですが、お金を出すだけではなく専門家も派遣し、出したお金を、投資などをして数倍にしてから、日本製品を買ってもらう、しかも日本製品、たとえば車を使うためのインフラ、たとえば道路をブラジルで整備するというやり方です。そうすると、日本にとっても日本製品を買ってもらうからプラスになる、ブラジルにとっても自分は金を出さずに日本製品を買うわけですからプラスになる、またそういうやり方は、両国の友好のみならず世界平和のためにどういうやり方がいいかの範をしめしており、世界にとってもプラスになる、ということです。

ドーパくん なるほど、それは日本人らしい発想ですね。

ブレイン先生 スポーツでもそういう実例があります。ベガルタ仙台というJ1チームの話です。最初は、ベガルタ仙台はJ1でも下のほうの順位をうろうろしていたチームでした。それが、東日本大震災を経験し、被災者を勇気づけたいという気持ちを強く持って戦ったことで、彼らは優勝争いをするまでに強くなることができました。

スポーツに関して私は常々思うのは、いくら走るのが速くても、チーターには人間は負ける。いくら強くても、態には人間は負けるわけで、やはりスポーツで鍛えることと人間性が優れていることを両立させ、脳の使い方が優れていると周囲の人を感動させない限り、いくらスポーツができても意味はないということです。

米国は闘争が好きな国なので、スポーツを戦争の代わりにして、彼らの持っている動物脳の闘争心を満足させているところがあります。しかし、米国で若い頃成功した多くのアスリートが、たとえばタイガーウッズのように晩年落ちぶれているのを見ると、スポーツがなんら脳全体を向上させなかった、いやむしろ若い頃成功したことが彼らの脳の成長を阻害したことがよくわかります。

日本は、たとえば相撲のような厳しい格闘技でさえ、相撲道という、自分の精神、つまり脳の使い方を鍛え、自分を向上させることが大事だという伝統があります。誰しも年をとると体は衰えますが、**脳は鍛えれば鍛えるほど向上**します。スポーツを道にして、自分の脳の使い方を向上させる日本人の考え方は、アマチュアのみならずプロスポーツの人も、引退後も幸せに人生を送るという意味で、非常に有効なやり方になります。

では次に、脳の次元ということを考えてみます。

AI（人工知能）がいずれ人間の脳を凌駕し、すべて置き換わっていくのか？

AIの進歩により、かつては無理だと言われていたことがどんどん実現しています。たとえば、将棋や碁のトッププロを打ち負かしたり、小説を創作するまでになっています。しかし、これはすべて理屈の世界、1たす1が2である左脳の話です。私は、AIが左脳には置き換わることがあっても、完全に右脳の機能に置き換わることはないと思っています。右脳は理屈を超えたところがあり、1たす1が100にもなる世界です。

AIと人間の違いは、前者が故障しかないのに、後者には必ず死が訪れるということです。そこでかつての日本人は、死を賭して次の世代のために魂を伝えるという形で、死を乗り越えて連綿と命をつないでいきました。たとえば、吉田松陰の死とその遺書が、高杉晋作らの魂に火をつけ、長州の片田舎にある松下村塾の塾生が、明治維新の原動力になりました。

このような、理屈を超えて人の魂を揺さぶり大きく動かすのは、AIでは不可能かと思います。これからの人間は、左脳的な部分をAIでやってもらいながら、右脳にしかできないこと、真心を持った人間関係をつくる方向にいくのではないでしょうか。

第3章

二次元と三次元

今の世界を見渡して、国も脳の使い方が偏っているのでしょうか？

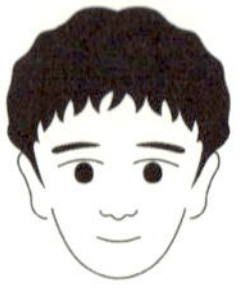

米英は左脳三次元。彼らは左脳的な力で他を凌駕すること、具体的には戦いに勝つのに秀でた、むしろそれを国是としているような国家です。中東の一神教国家、ヨーロッパではドイツ、アジアでは韓国は、左脳二次元。何か原理を信じていないと生きていけないという脳の使い方です。中国、ロシアは、右脳三次元。彼らは周囲に圧力をかけ、空間を支配していくことに常に執念を燃やしてきました。日本と台湾は、右脳二次元。それは、島国であり、また自然が豊かで厳しいため、人々のつながりを大切にする脳の使い方が発達したと思われます

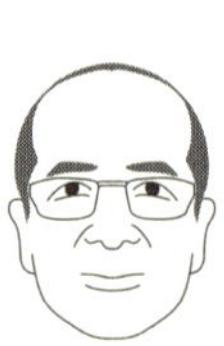

二次元と三次元、左脳と右脳の組み合わせで4タイプ

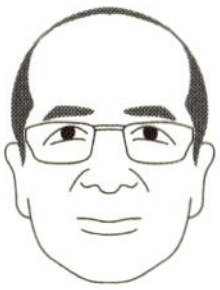

「情動と関係する二次元、多くの情報を処理する三次元、これに左脳と右脳の組み合わせで、左脳二次元、左脳三次元、右脳二次元、右脳三次元と、人間の脳は4タイプに分けることができます」

ブレイン先生　人は同じものを見ても、人によりそれぞれ違うことを考えます。たとえば、同じ海を見ても、ある人は地球の温暖化で多くの島を海が呑みこんでいるのをどのように解決すればいいのか考えるかもしれない、ある人は海がなぜ塩からいのか原因を知りたいと思うかもしれない、ある人は海を渡って見知らぬ国に行きたいと思うかもしれない、ある人は豊かな海が周囲にあるからこそ日本人はやってこれたんだと海に感謝するかもしれない。**同じものを見ても反応が人によって違う**わけであり、それぞれの答えを聞

いて、あの人は理屈っぽいとか情が深いとか、性格が違うと我々は感じるわけです。

これは、同じものを見ても、それに反応して使う脳の場所が人によって癖があり、それぞれ違う癖があるから起こっている現象だと私は考えています。つまり、人によって脳の使い方の偏りがあり、その使う場所により、タイプ別に分けるのは可能だと考えています。前に左脳右脳の話をしましたが、もうひとつ重要な脳の使い方の分け方として、次元の話をします。それらの組み合わせで脳タイプを分けることに関して、お話ししたいと思います。

まず次元とは、脳の情報処理の仕方で分けた考え方です。たとえば、視覚情報は主に右脳が処理していますが、処理する場所により特徴があります。まず、目から見た情報がそのまま後頭葉に入ります。これはまさしく、見たままの情報です。これを、「一次元」と私は定義します。すべての大元になる情報で、たとえば後頭葉が傷むと、ものが見えなくなります。

次に、その後頭葉の情報を集めて、側頭葉の内側に記憶として蓄積します。その時には扁桃体が重要な役割を果たします。扁桃体は記憶にプラスして情動も付け加えます。たとえば、自分の家族はどんな格好をしていてもわかりますが、そこに好き嫌いなどの情動がくっついて、扁桃体に入っているわけです。「坊主憎けりゃ袈裟まで憎い」という諺は、扁桃体の働きがいかに強いかを言っているのでしょう。これを私は、「二次元」と定義します。二次元とは、相手の詳しい情報を中心とした、情動までいれた濃い情報です。家族や学校では、社会に出た時と比べて少ない人たちと濃い関係になるので、どうしても情動の入った濃密な情報になります。

次に、社会に出ると、さらに多くの情報を扱うために、それを前頭葉や頭頂葉のような人間脳で処理するようになります。これは、多くの情報を一度に集めて、それに優先順位をつける脳の使い方になります。これを私は、「三次元」と定義します。たとえば、サッカーなどで、目の前の人とボールの奪い合いをするのは二次元、奪ったボールを一番有効な場所にパスを出すのは三次元になります。二次元は相手の動きを中心にして反応していますが、三次元はサッカー場にいるすべてのプレーヤーの動きを見て、どこが一番味方に有利か優先順位をつけてパスを出しているから、二次元に比べてより多くの情報を処理していることになります。上手なプレーヤーは、サッカー場を上から俯瞰するもうひとりの自分がいます。そうなると、多くの情報を正確に処理できます。二次元は大脳の下のほうの経路、三次元は大脳の上のほうの経路に関わっていると私は考えています。

大脳の上と下の経路、さらに大脳の左右を組み合わせると、脳の使い方は4タイプに分かれます。つまり、人によりどの大脳の場所を使う癖があるかということを、4タイプに分けたわけです。具体的に言うと、左脳三次元、左脳二次元、右脳三次元、右脳二次元です。

ノルアドさん　一次元はどうなったのでしょうか?

ブレイン先生　一次元は、脳の使い方のレベルと言ってもいいでしょう。たとえば、サッカーであれば、どのくらいのキック力があるか、どのくらい正確に蹴れるかということになります。いくらいいところにパスを出すセンスがあったり、フェイントがうまくても、正確なキックの技術がなければ意味がありません。つまり、その大元になるレベル、神経回路の効率性と言ってもいいでしょう。

ドーパくん　その4タイプを、具体的に説明してください。

ブレイン先生　先ほどの海のたとえでいきます。左脳三次元は、地球の温暖化で多くの島を海が呑みこんでいるのをどのように解決すればいいのか、と考えるタイプです。時間の流れの中で物事を俯瞰して見て、長い時間に耐えるような本質をつかもうとします。作家が典型的な職業です。合理性にこだわるタイプです。

左脳二次元は、海がなぜ塩からいのか原因を知りたい、と思うタイプです。ある物事にのめり込んで、深く執着し、研究しようというタイプです。研究者が典型的な職業です。原理にこだわるタイプです。

右脳三次元は、海を渡って見知らぬ国に行きたい、と思うタイプです。広い空間の中を自由に動き、わくわくしたいタイプです。冒険家が典型的な職業です。空間を拡張することにこだわるタイプです。

右脳二次元は、豊かな海が周囲にあるからこそ日本人はやってこれたと海に感謝するタイプです。接する相手に愛情を注ぎ、つくすタイプです。教師が典型的な職業です。情に厚いタイプです。

ドーパくん　僕の脳の使い方は、その4つの中では右脳二次元が主体のように感じます。人といるのが好きなんです。

ノルアドさん　私の脳は左脳二次元が主体で、今、左脳三次元に少しずつ向かっているのかな。深くひとつのことを掘り下げるのも好きなんですが、最近それだけではだめだと感じています。だから、脳や歴史の本を読むようになったのかもしれない。ところで、自分の脳タイプを知ることで、どんなメリットがありますか？

ブレイン先生　大きなことを言うと、人が人生を幸せに生きるには、**自分の与えられた脳をできるだけ使いきることが大事**だと私は考えています。臨済宗の有名な僧侶で102歳までかくしゃくとして生きられた松原泰道さんは、「涅槃とは人生を完全燃焼することである」とおっしゃっています。彼がおっしゃったことは、幸せを感じるためには、与えられたものを使い切るということだと私は解釈しています。そのためには、自分の脳を知ることです。

やはり禅語で、「本来の面目」という言葉があります。自分の本来の姿のことを意味します。自分の脳の使い方を知ることで、どのようにすれば自分の脳をより良く使え、本来持っている自分の脳の使い方を、さらにどう発展させるのかの戦略が立てられます。そのような本来の面目を探すのが、人生の目的かもしれません。

たとえば自分のことをお話しします。私は脳テストをすると、左脳三次元が主体の人間です。職業は脳外科医、主に脳腫瘍の手術を生業にしています。私の仕事においては、手術の技術を向上させ、患者さんのプラスになるようにどうすればいいのかが、一番大事なことになります。それに関しての左脳三次元からのアプローチは、手術の本質を考え、言語化することです。これが私にとっては、本来の私の脳の使い方なので、一番やりやすいのです。手術の本質はなんであるか、それは手術で患者さんの症状を悪くしない、機能を温存するということです。手術で症状を悪くしないための本質はなんであるか試行錯誤してきた結果、覚醒下手術に行きつきました。なぜならば、覚醒下手術であれば、症状が悪くなった瞬間に手術をストップできるため、1月後に手術前より症状が悪いことはまずありません。

最近は、聴神経腫瘍という聴力を温存することがきわめて困難な手術も、聴力を温存することが可能になりました。全身麻酔だと、とてもこうはいきません。全身麻酔の手術は、症状が悪くなったことが手術中にわからないので、悪くなっても手術を止めることができません。だから、手術としては博打のようなもので、良くなるのが半分、悪くなるのが半分といった成績になります。しかし覚醒下手術は、日本でいまだにほとんど行われていないように、技術的に難しい手術です。左脳三次元は本質にこだわるので、物事を確立させるのに時間をかけます。我々は覚醒下手術を、ほぼ脳と脊髄のどの部位でもできるようになりましたが、それには10年以上かかりました。

また、左脳は言語化をして、同じ過ちを二度と起こさせないようにします。そのために、私は覚醒下手術の手順書を、50ページ以上にわたる詳しいものと、1ページでおさまる簡単なものを作り、手術のたびごとに更新し、手順を頭に叩き込んでいます。私が見たところ、**言語化しない人間は、しばらくすると必ず同じ失敗を犯し、**手術成績が良くありません。たとえば、脳外科医でも右脳三次元の人がいます。空間能力が優れており、エネルギッシュなので、一見手術がうまいように見えますが、どこかで手順が抜けるので、トラブルが多いといった特徴があります。声のテンションが高いのが特徴で、私はしゃべるのを聞いただけで右脳三次元だとわかるようになりました（笑）。

このように、自分の脳タイプを生かすためにどうすればいいのかがわかっているので、迷うことなく自分の仕事のやり方が見えてきて、たしかに脳タイプによっては時間はかかるかもしれませんが、やり続けることで結果を出すことができます。もちろん、左脳三次元の陥りやすい欠点もあります。ぽんと本質しか言わないので、誤解を受けやすいのです。愛想がないと言ってもいいでしょう。また、本質にこだわりすぎるあまり、行動に移すのが遅いきらいがあります。このあたりを常に念頭に置かねばなりません。では、次に脳の4タイプの例を、歴史上の人物や、国であげてみましょう。

［事例1］4つのタイプの例。歴史上の人物、世界の国

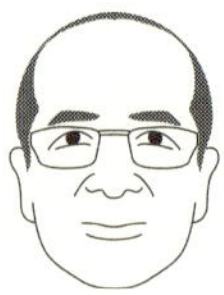

「左脳三次元はリンカーン、左脳二次元はジャンヌ・ダルク、右脳三次元はナポレオン、右脳二次元はナイチンゲールがあげられます」

ブレイン先生　では、世界の歴史上の有名な人物で、４つの脳タイプの典型例をあげます。

まず、左脳三次元は、米国の第16代大統領のリンカーンをあげることができます。南北戦争の激戦地であったゲティスバーグの追悼演説でのべた「人民の、人民による、人民のための政治」というフレーズは、政治の本質をついた世界的にも有名な言葉であり、この本質のために南北戦争を遂行してまで奴隷制を廃止しようとしたことは、彼がいまだに米国史上最高の大統領と評価される所以でもあります。

左脳二次元は、15世紀にあった１００年戦争で、フランス軍の劣勢を挽回したジャン

ヌ・ダルクがあげられます。彼女は、「シャルル7世を助けてイングランドに占領されていたフランス領を奪還せよ」という神の声を12歳の時に聞き、その強い信念でフランス軍に参加して指揮し、神の声のとおりのことを実現していきました。ある言葉を徹底して信じる強さが、厳しい事態を打開したのです。

右脳三次元は、フランス革命後にフランスの危機を救った、ナポレオンがあげられます。彼は天才的な用兵で、フランスを包囲していた連合軍を次々と撃破していき、ほぼヨーロッパ全土を支配するまでになります。彼の戦術は、敵軍の弱いところを自軍の戦略的な動きで作り出し、そこを主力で突破して敵軍を分断しパニックに陥れる、というやり方であり、優れた空間能力がないと不可能な話です。戦争の勝率が9割以上あった彼も、長期的な視点は弱く、彼の部下がほとんど凡庸だったため、最後は敗北し、セントヘレナ島に幽閉されました。

右脳二次元は、19世紀半ばにあったクリミア戦争で看護師として活躍した、ナイチンゲールがあげられます。彼女は人々に奉仕したいと看護師を志し、それまで専門性のなかった看護師を、学校を作り職業教育することのより、現在のように病院で患者に大きく貢献できる、なくてはならない存在にしました。彼女の人に役立ちたいという気持ちが、現在まで続く人に役立つ職業を作ったのです。

ノルアドさん　私は最近歴史の本が好きで、特に幕末から明治に活躍した人の本をよく読むんですが、その時の人物で4つの脳タイプに当てはまる人はいますか？

ブレイン先生　幕末京都で薩摩藩士として公家衆を動かし、明治維新後は政府の中心人物として日本の基礎を作った大久保利通は、左脳三次元と言っていいでしょう。彼の現状を解析する合理性、遠い先を見通して決めたことは必ず行動する冷徹さは、時間がたてばたつほど、彼の存在を大きくしていきました。口数の少ない人でしたが、その分常に、日本の行く末に関する本質を考えていたのでしょう。

明治政府の最初の司法卿で、司法制度の導入に尽力した江藤新平は、左脳二次元と言ってもいいでしょう。正論をはき、急進的にフランスの司法制度を導入しようとしました。また、山県有朋らの汚職を厳しく追及しましたが、あまりにも原理にこだわり、現実と妥協しなかったので、失脚することになりました。言っていることは正しいのですが、なかなか日本では受け入れられないところがあります。

西南戦争を実質的に引き起こした桐野利秋は、右脳三次元と言っていいでしょう。大風呂敷を広げ、人格もさわやかで、行動力もありましたが、緻密さにかけるきらいがあり、西南戦争の悲劇を引き起こしました。西南戦争では、薩摩兵の勇猛果敢さに頼り、風のごとく行動を起こしましたが、政府軍の新しい兵器と戦術に次第に追い詰められていきました。しかし、印象はさわやかで、芸者を含めて人々に愛される人でした。

その西南戦争の総大将だった西郷隆盛は、右脳二次元と言ってもいいでしょう。西南戦争の最後、薩摩の敗色が濃厚だった時に、中津藩士増田宋太郎は「一日西郷に接すれば一日の愛生ず。三日接すれば三日の愛生ず。親愛日に加わり、今は去るべくもあらず。ただ死生をともにせんのみ」とのべて薩摩軍と一緒に討ち死にをしました。西郷に接する人は、西郷の仁者としての人柄に、死をともにしたいと思わせるほど強く引き付けられました。

江戸時代は封建主義だったわけですが、それが幕末には幸いしたことは前にのべました。つまり、それぞれの藩が、脳から見ると全く違った特徴を持つ集団として、進化していきました。たとえば、薩摩藩は右脳三次元、長州藩は左脳二次元、会津藩は右脳二次元、そして坂本龍馬が作った海援隊は、海の藩と言われていますが、左脳三次元の特徴があります。

ノルアドさん　どうしてそれぞれの藩がそのような特徴を持つようになったのか、説明していただけますか？

ブレイン先生　その藩の持つ歴史と、地政学的なものがあるかと思います。たとえば長州藩は、関ヶ原の戦いで毛利輝元が西軍についたため、領地のほとんどを召し上げられ、厳しい環境に置かれました。また、地政学的にも長州藩は本州の端にあり、大陸も近く、幕末には外国の脅威に直接さらされたとともに、幕府から討伐を受けると海に追い落とされるような、地政学的に四方に脅威がある厳しいところにあります。そのような厳しさが、左脳二次元のような、何か原理を信じて戦っていく藩の気風になったのではないかと私は考えています。

一方、薩摩藩は、長州藩と同じ外様ですが、別の意味で厳しい環境です。それは、自然の厳しさです。土地はあまり豊かではなく、毎年台風が直撃し、また夏は炎暑であり、それらの自然により、薩摩隼人という、自分の命を顧みず戦う剽悍《ひょうかん》な精神を作ったと思います。また、彼らは人間どうしの結束力が強く、幕末には、自分の藩の利益のためにうまくたちまわりましたが、その現実を見てすばやく動く脳の使い方が、右脳三次元的だと私は感じています。

幕府方の会津藩は、藩祖の保科正之が徳川家光に受けた恩義のため、どんなことがあっても幕府に忠誠を誓うという教えを受けつぎ、最後まで戦うはめになります。地政学的に言っても、会津という場所は中央から北に離れて情報にうとく、そのため彼らが幕末に、後手後手にまわった要因でもありました。しかし彼らの、負けるのがわかっていても主君に忠誠を誓う精神は、右脳二次元的な、人を信じたら生死を共にするような脳の使い方であり、日本人の心の琴線にふれるところがあります。

一方、海援隊は、脱藩浪士が作った海の藩と言うべき存在ですが、彼らのアイデアと機動力が薩摩藩と長州藩を同盟にもっていき、西洋列強の侵略から日本を守るという、左脳三次元的な本質を実行してきた集団です。彼らのどの藩にも縛られない自由さが、幕末の流れを作っていきました。

ドーパくん　今の世界を見渡して、国も脳の使い方が偏っているのでしょうか？

ブレイン先生　国家も幕末の藩のように、それぞれ特徴が違い、それは脳の使い方で説明できると思います。たとえば、米英は左脳三次元と言ってもいいでしょう。彼らは、世界中の国の、情報とお金を握っています。それは、彼らは左脳的な力で他を凌駕すること、具体的には戦いに勝つのに秀でた、むしろそれを国是としているような国家だからでしょう。昔は、力の象徴は軍事力でしたが、その背後に金があるかどうかが勝敗を分けます。金がある意味、左脳的な力の本質と言っていいでしょう。金を生むには、それに関わる情報を多く持っているほうが強いに決まっています。世界における金を生むための情報を、米英は支配しています。

一方、中東の一神教国家、ヨーロッパではドイツ、アジアでは韓国は、左脳二次元と言っていいでしょう。一神教国家は砂漠、ドイツは左右にフランス、ロシアという大国、韓国は半島の端で中国やロシアという大国が近くにあり、極めて生物学的、地政学的に厳しい環境です。それが、左脳二次元的な、何か原理を信じていないと生きていけないという脳の使い方を、国民が持つようになった要因でしょう。

中国、ロシアは、右脳三次元と言っていいでしょう。彼らは広大な国土を有しているにもかかわらず、周囲に圧力をかけ、もっともっと国土が欲しい、空間を支配していくことに常に執念を燃やしてきました。ロシアは、広い国土を持っているため、ナポレオンやヒットラーに勝ったわけであり、中国も中華思想が昔からあり、自分たちを頂点とした空間支配に一番関心があるようで、どうしても自由主義の世界秩序からは、孤立していく傾向があります。

最後に、日本と台湾は、右脳二次元と言っていいでしょう。それは、島国であり、また自然が豊かで厳しいため、**人々のつながりを大切にする右脳二次元的な脳**の使い方が発達したと思われます。特に日本人は、戦前は人に対して異常なくらい親切だった国民と言ってもいいでしょう。戦前に日本の教育を受けた台湾の人も、日本の精神を称賛しており、それは右脳二次元的な脳の使い方が、両者が共通しているからでしょう。

では次に、それらの脳タイプをふまえて、どのような脳の発達過程をとるのがいいのかをのべます。

［事例2］ 4タイプの脳の使い方をどう生き方に生かすか

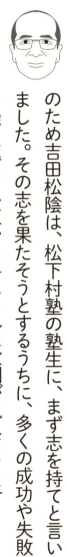

「脳全体を使うための最善の方法は、志を持つことです。そのため吉田松陰は、松下村塾の塾生に、まず志を持てと言いました。その志を果たそうとするうちに、多くの成功や失敗を繰り返して、天から与えられた役割が見えてきます」

ノルアドさん　お話をお伺いしていると、三次元のほうが二次元よりも優れている気がします。なぜならば、多くの情報を持ってその中で選択していくほうが、戦いには有利だからです。私は18の時に地方から東京に出てきましたが、同い年の東京の人がいろいろな情報を持っていることにはあせりました。東京は日本の中心なので、多くの情報が手に入るんでしょうね。その情報を利用して、人生でも要領よくやっているものも多く、たびたび不愉快な思いをしてきました。

ブレイン先生　たしかにおっしゃる面はあるかもしれません。しかし、私はそれぞれの脳の使い方は**特徴が違うだけで、優劣はない**と考えています。たとえば、多くの情報を持っていても、現実がうまくいかなければ、意味がありません。脳外科医で言えば、手術に関する多くの情報を知っていても、現実に手術がうまくできなければ意味がありません。手術の技術に関して言えば、指先の動きの巧拙によるところも大きいので、一次元がしっかりしていないとだめです。そのうえで、目の前の患者さんに寄りそって、その人に合わせた治療をしないと意味がありません。

患者さんの気持ちがわかるためには右脳二次元、それぞれの病状に合わせた治療をするには専門的な知識が必要なので左脳二次元の脳を使います。適切な治療法を選択するには、医療に対する高邁な理想を持ち手術の本質を知っていることが必要であり、これは左脳三次元にあたります。また、手術をするにあたって、空間的な能力が優れていないと脳腫瘍をうまく摘出できませんが、これは右脳三次元にあたります。4タイプの脳の使い方すべてが、現実には必要なのです。だから三次元だから優れているということはありません。

多くの情報を持ち、要領よく生きた人が、最後までいい人生を全うできるかどうかは、私は多くの人に脳タイプをあてはめながら観察してきましたが、はなはだ疑問です。ただし、優劣はありませんが、レベルの高さの違いはそれぞれにあります。

ノルアドさん　レベルの高さとはどういう意味でしょうか。

ブレイン先生　それは、それぞれの**脳のタイプをどのくらい徹底しているか、**ということになります。たとえば、左脳三次元は本質を見るので未来を予見できますが、それが明日を予見できるのと10年先を予見できるのは、レベルは後者のほうが高いわけです。右脳三次元であれば、狭い空間よりは広い空間が見える人間のほうが、レベルが高いわけです。左脳二次元であれば、同じ分野でもより深く研究しているほうが、レベルが高いわけですし、右脳二次元であれば、より相手のために真心をつくして相手を感動させるほうが、レベルが高いわけです。

ノルアドさん　レベルの高さの違いはどこからくるのでしょうか。

ブレイン先生　ひとつは、やはり**動物脳をコントロールしているかどうか**です。たとえば、動物脳がコントロールされていなくて、不安感が強すぎたり欲に目がくらんだりしていると、それぞれの脳の使い方のレベルは上がりません。人間学で言うと、「私」

がないことがレベルアップにつながります。

たとえば、右脳二次元に関してのべます。禅の世界では、右脳二次元にあたる言葉は慈悲になります。現鎌倉円覚寺管長の横田南嶺さんが「慈悲とは決して単なる同情や感情移入ではない。己を捨ててすべてを己と見ることから出てくるものである。何事も他人事とは思えない、一切を許し一切を包み込む心である」とおっしゃっています。これは、慈悲という境地に達すると、単に相手をかわいそうとかという感情ではなくて、己をなくして相手と同一になり、そのため相手の痛みが自分の痛みになる、きわめて生理学的なところまで到達していることを意味しています。**右脳は他者と融合していく脳**であるという話をしましたが、「私」をなくすることで、右脳が慈悲というレベルの高い境地に達するわけです。

かといって、聖人君子になれという意味ではありません。怒りなどの情動がないと、脳は本当の意味では働きません。理屈だけではなく、情動に支えられた脳の使い方が、本当に長続きする脳の使い方です。ただし、情動に振りまわされるのではなく、情動つまり動物脳のエネルギーを利用して、人の足を引っぱるのではなく、人の役に立つことをやる、ということです。**怒りが社会を良くする方向にむけばいい**わけです。

しかし、これは理屈ではわかっていても、現実には簡単ではありません。「坊主憎けりゃ袈裟まで憎い」にどうしてもなりがちです。どうすればいいかは、小脳のことをお話しする時にのべます。いずれにしても、そのような**レベルの高い脳の使い方をたくさん持ち、状況に応じて適切に使う**ことが、脳にとって一番いい姿です。

ドーパくん　なんか大変そうですね。そうとう努力しないと、一生そんな境地には達しないような気がします。

ブレイン先生　難しそうに聞こえますが、得意な脳の使い方を伸ばすことが重要なポイントとなります。そう考えれば、さほど難しいことではありません。まず自分の得意なことを伸ばすことに集中して、自信をつけることです。それが社会で飯を食っていけるようになるための、最大の武器になるからです。しかし、それだけでは頭打ちになります。やはり、不得意な脳の使い方を鍛えないと、得意な脳の使い方は伸びません。

ノルアドさん　わかりにくい禅問答のような話ですが、何か実例はありますか？

ブレイン先生　野村克也というプロ野球の名選手がいます。彼はテスト生として、昔の南海という球団に入りました。彼は、その当時のスターだった長嶋のように鳴り物入りで期待されて入団したわけではないので、あまり試合で出番もなく、クビになりそうになるんですね。そこで、彼が考えたのは、自分はいくら肉体的に努力しても、打率は2割5分しか打てない、とてもじゃないが長嶋のように3割以上は打てない。それならば、プロで飯を食っていくには、ピッチャーの配球を読んで打率を上げるしかない、と、データ野球を始めたわけです。つまり、右脳のみをいくら鍛えても長嶋には追いつかない、左脳を使って野球を解析することで、自分の右脳を伸ばそうとした実例になります。最終的には、野村のほうが長嶋よりプロ野球の記録を残しました。

私も同じような経験があります。私は左脳に傾いているので、お話ししたとおり、脳外科の手術をするのに言語を使います。手順をすべて言語化して、手術のたびに更新をして、二度と同じ失敗をしない、過去の経験を生かすようにしています。これをやると、手順の抜けがなくなるので、トラブルが少なくなります。一方、右脳が弱いせいで、手術をやる時に、目の前の脳を空間的に把握するのが苦手だったり、突発事に対応するのに弱いきらいがありました。ところが、数年前から空手を始めて、そのあたりが払拭され、突発事が起こっても冷静に手順をこなすことができ、空間能力も向上し、手術が上達した気がします。これは、さっきと逆の話で、左脳のレベルを上げるのに、空手という右脳を使うものに取りくむことで、さらに左脳のレベルが上がったことになります。

自分の不得意なことをやるのは、決して簡単ではありません。苦しいこともあります。そのために必要なのはなんだと思いますか？

ドーパくん　やはり、自分のわくわくするような夢に向かっていくことでしょうか。

ブレイン先生　そのとおりです。ただし、日本人は少し違います。夢というのは、お金持ちになりたい、というのも夢です。アメリカンドリームであれば、それは肯定され賞賛されるでしょう。しかし、日本人は「公」を大事にします。つまり、個人が成功するだけではだめで、それがいかに社会にプラスになるかです。日本人には、**「夢」というより、「志」**という言葉のほうがぴったりきます。論語に「50にして天命を知る」という言葉がありますが、「天命」つまり天から与えられた**自分の役割を知る**ことで、自分の本当の「志」が見えてきます。

ノルアドさん　50歳になるまで、自分の本当の役割はわからないわけですね。まだまだ先だなあ。役割がわかるような自分になるためには、何をすればいいのでしょうか？

ブレイン先生　昔、日本には、立志式というのがありました。数え年で15歳の時に、自分の志をのべる儀式です。幕末に福井藩士であった橋本左内も、15歳で志を立て、『啓発録』で次の5項目を書きました。

一番目は、稚心を去る。幼心、幼い気持ちを去る。
二番目は、振気。常に気を奮い立たせる。やる気を出す。
三番目は、立志。志を立てる。
四番目は、勉学。志を立てるために一所懸命勉強しよう。
五番目は、交友を択ぶ。良い友達を選んで切磋琢磨しよう。

（瀬戸謙介著『子供が喜ぶ論語』より）

やはり、若い時に志を立てねばなりません。若い時の志は、これからどういう生き方をするかということであり、天命といった具体的なものでなくてもいいと思います。その後いろいろな経験をするうちに、具体的な方向性が見えてきます。時流と自分が置かれた立場が、方向性を決めるのです。橋本左内の場合は、幕末という激動期なので藩主の松平春獄のもとで幕政改革をやろうとしました。彼の立てた志が、幕末の多くの志士に伝搬して、時代を変革していきます。

志を立て、それを果たそうとすると、自分の得意な脳の使い方だけでは無理で、不得意な脳も使わなければなりません。公に向かう志を果たすには、自分が進歩することも大事だし、仲間を作ることも大事なのです。**脳全体を使うための最善の方法が、志を持つこと**なのです。そのため吉田松陰は、松下村塾の塾生に、まず志を持てと言いました。その志を果たそうとするうちに、多くの成功や失敗を繰り返して、自分の天から与えられた役割が見えてきます。

役割とは、天から与えられた自分本来の得意な脳の使い方を社会で生かす、そして次の世代につなぐためのものである、と言ってもいいでしょう。そのために、脳テストで自分の脳の使い方を知ることが、第一歩になります。さらに細かいことになりますが、脳テストで自分の脳の使い方と他の人の脳の使い方を知ることで、その人との相性や対処法がわかります。それは社会で生きていく時に、大きな助けになります。それを次にのべます。

［事例3］脳から見て相性のあまり良くない組み合わせ

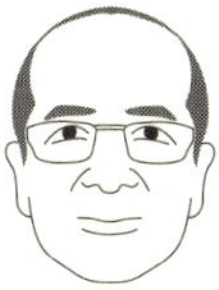

「職業と脳の相性はある程度ありますが、それ以上に、いかに仕事に脳を使って本気で取りくみ続けられるか、いかに必死になれるかです。仕事に愚直に取りくむと、多くの課題が出てきますので、自然と必死になります。仕事という現実そのものが、脳のレベルを上げるのです」

ブレイン先生　突然話は変わりますが、離婚の理由によく言われるのが、性格の不一致です。その理由は、脳のタイプの相性の問題もひとつの原因であると私は考えています。若い時は、相手がかわいかったりすると目がくらんで結婚に突っ走ることがままありますが、長い結婚生活においては、**見た目よりも脳の相性のほうがはるかに大事**です。まず、そのような失敗を防ぐために、相性の悪い脳の組み合わせの話をします。

相性があまり良くない組み合わせとして、同じ左脳、右脳でも、次元の違う場合です。宗教において、異教徒は自分と関係ないと感じるが、同じ宗教でも宗派が違うと、どうしてもお互い関心を持ちやすいので、その分憎しみ合う度合いが強いと言われます。似て非なる者は、よりいがみ合いやすいわけです。左脳であれば、左脳三次元と左脳二次元は、似ているようで違います。それが実は、**今の世界の紛争の大きな原因**と言っても過言ではありません。

先にお話ししたとおり、アングロサクソン人やユダヤ人が牛耳っている米英や、合理的な国民性を持つフランスは、左脳三次元と言ってもいいでしょう。彼らは、お金と情報に強く、第一次世界大戦、第二次世界大戦の勝者になり、世界を支配してきました。しかしその一方で、今世界に広がっているテロの元となる紛争の種を、イスラム世界にまきました。自分たちの利益のために密かに行っていたことが表に出て、彼らの怒りを買いました。

イスラム教などの一神教は、自分たちの神のみを信じて、それに反することに対しては命をかけて戦うことも辞さないので、当然ぶつかるわけです。イスラム世界は左脳二次元です。両者とも左脳ですから、攻撃性が強い面があります。左脳が主体の場合、違う次元どうしの戦いは、信じている基盤が似ているようでずれているので、ずっと平行線になります。それが、相手を殲滅させるような、容赦のない戦いが続くことにつながってしまうのでしょう。

ドーパくん　右脳はどうですか?

ブレイン先生　右脳三次元と右脳二次元の相性も、似て非なるものどうしになります。右脳三次元はどんどん広がろうとしますので、左脳二次元のような攻撃性の高いものより、右脳二次元のような、言うことをすぐに聞きそうな者に圧力をかけてきます。今の中国つまり右脳三次元の国と、日本つまり右脳二次元の国との関係は、まさしくそのような感じです。中国は、おどかせば日本は言うことを聞くと思っているし、日本はそのような態度に、あまり大声では言いませんが、不快感を抱いているわけです。台湾も同じと言っていいでしょう。

幕末に、機を見るに敏な右脳三次元の徳川慶喜が、幕府に尽くし続ける右脳二次元の会津藩の松平容保を利用して、最後に都合が悪くなると捨てたのも、右脳三次元と右脳二次元との関係の、ある意味典型と言っていいでしょう。

ノルアドさん　同じ次元の左脳と右脳は、相性はいかがですか?

ブレイン先生　似て非なる者と言うより、全く異なるものと言ってもいいでしょう。そういう意味では、水と油で接点がない、と言ってもいいかもしれません。左脳三次元の米国と、右脳三次元の中国は、中国は米国の力を恐れているので争うことはないと思いますが、親しくなることもないと思います。それは、ロシアと米国も同じです。

左脳二次元と右脳二次元も同じです。日本において一神教が広まらない理由は、先ほどのべたとおり、あいまいさが好きな右脳二次元の日本人に、左脳二次元の一神教が合わない点があります。韓国や北朝鮮は、前者はキリスト教徒が多く、後者は社会主義をいまだにがちがちに行っており、左脳二次元と言ってもいいでしょう。戦前の日本が、教育やインフラを整えたことに台湾はいまだに大変感謝しているのに、彼らが全く感謝していないのは、日本がやったことと彼らの信じていることが、全く違っていたことも一因になるのでしょう。

ノルアドさん　日本の歴史上の人物で、脳の相性の悪さで問題を起こした例はありますか?

ブレイン先生　たとえば、織田信長と明智光秀は、前者が左脳三次元、後者が左脳二次元なので、脳の相性の悪さが原因で謀反が起こった面もあると私は考えています。中世という非合理な世界を合理的な考えで破壊した織田信長は、中世の象徴である足利幕府を再興しようとした明智光秀とは、相性が悪かったと思います。織田信長がその明智光秀の融通のきかなさに対して怒り、それに追い詰められ明智光秀の攻撃性に火がつき、本能寺につながったと思います。

徳川家康と石田三成も、同じことだと思われます。豊臣家の存続を信念として行動する左脳二次元の石田三成は、それを脅かす左脳三次元の徳川家康と相性が悪く、追い詰められた石田三成は、暴発して関ヶ原の戦いまで突き進むことになります。正面切った戦いになると、左脳三次元のほうが、左脳二次元を凌駕します。

ドーパくん　右脳でもそういうことはありましたか？

ブレイン先生　先ほどのべた右脳二次元の西郷隆盛と右脳三次元の桐野利秋も、そのような関係だったと思います。西南戦争は、桐野利秋らが暴発して、そのつもりがなかった西郷隆盛がそれに引きずられました。薩摩武士が暴発した時に、西郷隆盛は桐野らに命をあずけましたが、決して本意ではなかったようです。

次元が同じで、相性が悪いケースもあります。豊臣秀吉は天下をとってからは右脳三次元になったようですが、左脳三次元の徳川家康を一番恐れており、実際唯一負けたのは、彼との小牧長久手の戦いでした。右脳三次元の桐野利秋は、左脳三次元の大久保利通の前にすると、言葉が出なかったと言われています。やはり右脳三次元は、左脳三次元を一番怖れているようです。明治維新の後の佐賀の乱で敗れた左脳二次元の江藤新平は、西郷隆盛を頼って薩摩に行きましたが、協力することを西郷は拒否をしました。江藤新平の、左脳二次元特有の、理屈は正しいが人を動かすことができないことへの、西郷隆盛の不信感があったのでしょう。

ノルアドさん　先ほど「役割を果たす」ということがありましたが、**職業と脳の使い方の相性**はありますか？

ブレイン先生　自分の脳の使い方が自分の職業に合わなければ、成功はおぼつかない気がします。そうすれば、当然自分の役割も果たせないことになります。

職業において成功するには、ある程度その職業に向いたベースが必要です。プロ野球の選手になるには、肩が強いとか足が速いとかの条件は、ベースとして必要です。

たとえば、プロ野球選手として今一番成功していると思われているイチローは、肩も強いし足も速い選手です。しかし、そのような選手はたくさんいるわけで、何が彼をプロ中のプロにしたかと言えば、彼が他の**どの選手よりも脳全体を使っている**からです。

彼はきわめて合理的で、なおかつ人間の絆を大切にしており、さらにパリーグという注目を浴びない中から自分の力で這い上がってきたという怒りに似た気持ちがあるようにみえます。イチローは左脳に傾いた脳の使い方だと思われますが、今のべたように右脳も動物脳もしっかり使っており、それが彼を卓越したプロにした要因でしょう。もちろん、職業との相性もあります。プロ野球は戦いですから、先ほどのべた野村克也のように、左脳をよく使っている人でないと成功はおぼつかないでしょう。しかし、私が今までいろいろな人を見てきた印象では、プロで成功するには、職業と脳の相性はある程度必要ですが、それ以上に重要なのは、プロとして成功するために必死で脳全体を使おうとしているかどうかのほうが、大きな要因となるでしょう。イチローも野村克也も、そちらの要因のほうが強い気がします。

もちろん、同じ野球でも、指導者になると別問題です。名選手は必ずしも名監督にならなない、という話があります。名選手は身体能力が高く、ある意味自分勝手でわがままな部分がないと記録を残せない面がありますが、それでは多くの脳タイプの人を束ねていけないと思います。監督は、**右脳二次元の部下を思う気持ちと、左脳三次元の長い目で本質を見る視点**が必要です。

私のような脳外科医も同様です。やはり、手術は戦いですから、左脳に傾いているほうが最終的にはいい手術ができるように感じます。しかし、手術の腕がすべてではありません。右脳二次元の患者を思う気持ちと、左脳三次元の病気の本質を見て戦う能力がやはり大事です。そのためには、自分の脳全体を使って向上しようという意欲を持ち続けることができるかどうかです。もちろん他の脳の使い方も大事です。先ほどお話ししたとおり、空間能力を上げるために、右脳三次元を鍛えることも大事です。しかし、右脳三次元の能力が優れている人は、最初から手術がうまいように見えるので、努力を往々にして怠りがちになります。右脳三次元の空間能力が優れていることにあぐらをかくと、失敗から学ばないため、手術の成績は上がりません。ナポレオンの戦法が研究されて、最後に負けたのと同じ話です。

ここで大事なことは、その職業に向いた脳の使い方は、元々持っているのではなくて、**現場から学んで作りあげるもの**だということです。自分の得意な脳の使い方を伸ばせばいいのですが、現場で学んでいるうちに、不得意な脳の使い方も自然に伸びていきます。愚直に毎日努力するうちに、徐々にそのようになっていくと私は思っています。だから、職業と脳の相性はある程度ありますが、それ以上に、いかに仕事に脳を使って本気で取りくみ続けられるかです。先ほどのべたように、いかに必死になれるかです。仕事に愚直に取りくむと、多くの課題が出てきますので、自然と必死になります。仕事という現実そのものが、脳のレベルを上げるのです。

脳から見れば、脳の4タイプは、才能、つまり外側の脳の問題です。それはストレスを乗り越える時の武器にはなりますが、それを司令し主役となるのは、脳の内側です。ストレスを乗り越えるための意欲は、脳の内側の帯状回前方が関わっています。さらに仕事という現実と真摯に向き合うためには、自分がどの程度できているのか、仕事がうまくいっているのか、現状をモニターする必要がありますので、それには、帯状回の後ろを使います。つまり、仕事で成功するのは、**脳の内側のほうが外側より大事**と言えるでしょう。

脳の内側の機能がレベルアップすると、イチローや野村克也のように、仕事に必要な脳の領域が適切に使えるので、成功につながります。脳の内側をレベルアップするためにも、自分が取りくんでいる仕事の中で、天から与えられた自分の役割を知ることが、大きな力となります。役割に徹することで、扁桃体などの動物脳がコントロールされて脳の内側がレベルアップし、人間学で言うと「私」がなくなって「公」に向かっていくからです。

さらに仕事では、仲間との絆が強いことが、大きな力になります。次に、相性のいい脳の使い方をのべます。

［事例4］脳から見て相性のいい組み合わせ

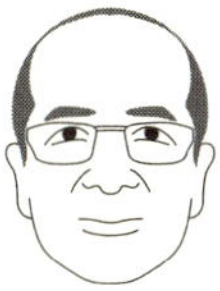

「脳の組み合わせの相性が、組織の強さ、しなやかさを決めます。特に、トップが左脳三次元主体だが右脳二次元のレベルも高い人であることが、日本の組織にとっては重要です」

ノルアドさん　同じ脳タイプどうしの相性はいかがですか？

ブレイン先生　左脳三次元どうし、右脳二次元どうしの相性はいいと思います。左脳三次元の本質を追求しようという脳の使い方は、死ぬまで真理を追いかけていくので、お互い同じ方向を向く同志になりやすい。たとえば、戦後、第三の新人という吉行淳之介らの作家グループがありましたが、彼らはすごく仲のいい人たちでした。本質をつきつめ合っている人たちなので、遊んでいても、お互いの言葉が刺激になるのでしょう。また、右脳二次元どうしも、情をお互いに深めていく一番安心感の持てる関係になります。少なくとも明治の頃までの日本は、きわめて親切な人が多く、**右脳二次元どうしが築くそのような幸せな関係**がありました。

一方、右脳三次元どうし、左脳二次元どうしは、難しい面があります。右脳三次元は空間を広げ支配しようとする傾向がありますが、空間は有限ですから、お互いぶつかるようになります。ナポレオンや豊臣秀吉や平清盛は、かつてないくらい勢力を広げましたが、周囲に自分のような存在を許さないので次世代が育たず、一代で滅びることになりました。

左脳二次元どうしは、一神教徒や何とか主義の間の争いを見てもわかるように、信じている神や主義がすべてだと思っているので、お互い寛容になることにはなかなかいきません。左脳二次元の攻撃性もあるのでしょう、信じているものが違うと、永遠に争うことになります。このような脳の相性の問題が、歴史上多くの悲劇を作り、今も作り続けているように感じます。

ドーパくん　脳タイプが違っても、相性のいい組み合わせはあるでしょうか。僕は独身なので、結婚に失敗しないように是非とも知りたいと思います。もちろん、僕と同じ右脳二次元だと僕に合うのでしょうが、なんかぬるま湯のように居心地はいいのでしょうが、お金には縁遠い気がしますので……。

ブレイン先生　左脳三次元と右脳二次元は相性がいいし、理想的だと私は思っています。昔の日本の男女は、そのような組み合わせでした。父親が左脳三次元的で、厳格だけどそれは公のために職務を果たしているためであり、母親が右脳二次元的で、そのような男の役割を理解して支えながら、家族をまとめてきました。

日本の場合は、右脳二次元を中心に据え、左脳三次元がまわりで戦うという関係が、一番安定しているように感じます。江戸時代が270年の長きにわたって続いたのも、天皇という右脳二次元の国民の幸せを祈る存在と、征夷大将軍という外敵から武力で日本を守る左脳三次元の組み合わせが良かったのも一因でしょう。幕末に、幕府が西洋列強から日本を守る能力がないことがわかった時に、この二重構造が効いたと思います。

幕末で言うと、勝海舟と坂本竜馬、島津斉彬と西郷隆盛が、この組み合わせです。勝海舟は、当時の日本の置かれた状況の本質を知っていた左脳三次元タイプで、官軍にも幕府にも肩入れしなかった人ですが、彼に本質を教えてもらった坂本竜馬が、海援隊を作ってそれを実現しようとしました。坂本竜馬は、様々な脳の使い方のレベルが高い男ですが、一番得意な脳の使い方は、右脳二次元の情の深さであり、そのため彼のかわいげのあるところが、勝海舟に好かれた理由でしょう。島津斉彬も、幕末の薩摩で、左脳三次元主体の、世界と日本の状況がわかっていた開明的な藩主であり、彼のそばで仁者と言われてかわいがられたのが、右脳二次元主体の西郷隆盛でした。幕末の主役となった西郷隆盛は、島津斉彬に教えられた方向に突き進むことになります。

ドーパくんは右脳二次元に見えるので、むしろ左脳三次元主体の、本質がわかる女性に導いてもらったほうがいいかもしれません。そのような女性は社会で本質的なことを実現しようと戦っているので、家庭でドーパくんに癒されるのではないでしょうか。

ノルアドさん　では、最後の組み合わせである左脳二次元と右脳三次元はどうですか？

ブレイン先生　これもある意味では相性がいいのですが、方向性を間違えないようにしなければなりません。つまり、この組み合わせは強烈な力があるからです。左脳二次元の何物にもめげない信念と、右脳三次元の行動力が合体することにより、現状を変える強烈な変革力になります。歴史にはそのような場面が多々あります。

たとえば、何回もふれてきた悪い例になってしまいますが、左脳二次元のナチスもその一例でしょう。ゲルマン民族の優越性を信じる彼らは、最初様々な迫害を受けましたが、その信じるところを行動し続ける間に世界恐慌になり、生活苦になった多くのドイツの民衆が、彼らの思想に共鳴しました。次第に勢力を増していくナチスを見て、空気を読んだ右脳三次元的な大衆が、一気に流れを作ったのでしょう。

宗教も同じ面があります。最初は迫害を受けますが、世の中が乱れ大衆の不安感が増すと、救われたい一心で信じる者が増え、新奇なものが好きな右脳三次元的な人たちがそこに集まり行動することで、一気に大きな流れになります。

幕末の薩摩と長州もそういう関係でした。政治的に動く右脳三次元的な薩摩藩と、自分たちの信じるところをとことん突き進む左脳二次元的な長州藩が、坂本竜馬の仲介により同盟を結んだところで情勢が一気に変わり、明治維新につながりました。

ノルアドさん　ナチスと薩長は脳の使い方が似ているとのことですが、結果が全く違います。どこが違うのでしょうか。

ブレイン先生　結局、彼らの信じるところが、**世界全体にとって正しいかどうか、**ということにつきるのではないでしょうか。ゲルマン民族が最優秀であるという発想は、それ以外の民族にとっては迷惑なだけであり、世界全体にとって間違いだったわけです。一方、薩長は共に戦うことで、西欧列強のアジア侵略に対して最後の有色人種の砦だった日本が、独立を保つことにつながったわけであり、その日本の独立がいずれ、アジアやアフリカの植民地の独立に結び付くことを考えると、薩長は、世界全体にとっても正しい信念と行動力を持っていたわけです。この組み合わせは、短期間で周囲に大きな力を伝搬するだけに、方向性がいいと大きな変革を起こすし、方向性を間違うと大変な悲劇につながります。

ノルアドさん　なるほど。ところで、日本は組織で戦うのが得意です。日本の組織人として、一番いい脳の組み合わせはあるでしょうか。

ブレイン先生　私は、日露戦争の時に日本海海戦を戦った、連合艦隊が参考になると考えています。日本海海戦は、敵艦がほとんど沈み日本はほとんど無傷だったという、世界の戦争の歴史で空前絶後の完璧な勝利を連合艦隊がおさめたわけです。この要因のひとつは、組織において、脳の使い方の組み合わせの相性が良かったからだと私はみています。

司令長官の東郷平八郎は、元々きわめて合理的な人でした。日清戦争において、敵国である中国人が偽装して多く乗り込んでいたイギリス商船を沈めた時に、イギリスを含めた国際的な非難に対して、これは国際法に照らして問題がないと主張する冷静さがあり、それはその後、国際的にも理解されました。そのような合理的な人が、薩摩人の特徴として、情を前面に出すように自分を変えていきました。つまり、左脳三次元が主体で本質をみすえて判断するうえに、右脳二次元の脳の使い方もレベルアップし、それで人をまとめていきました。

日本の組織のトップは、**情のある人でないとまとまりません。**その下の参謀長も、左脳三次元の脳の使い方が主体で、憎まれ役になっても本質的な方向に向かいました。参謀長だった島村速雄が、日本海海戦の前にあった黄海海戦の責任を取って働きの悪い艦長らと共に辞任したこと、秋山真之にその後のすべてをまかせたことをみると、彼が本質の見える左脳三次元的な脳の使い方をしていたことがわかります。そして、その下の参謀には、左脳二次元の天才が必要で、それが秋山真之でした。彼は、あらゆる日本と世界の戦術を徹底的に研究し、日本海海戦の作戦を立てます。そして、それを実行に移すのが、情熱と行動力を持つ右脳三次元的な下士官になります。これらの組み合わせの妙が、奇跡的な勝利に結びついたと私は考えています。

日露戦争の陸軍も似ていました。陸軍のトップは、大山巌でしたが、彼ももともと合理的な人で、大山砲を作ったほど技術に明るい人でしたが、やはり薩摩型のトップになるために、わざと愚のふりをしていました。やはり、左脳三次元主体で、意図的に右脳二次元の脳の使い方をレベルアップしたことになります。その下に、児玉源太郎という左脳三次元主体の、本質をつかむ能力の優れた参謀長がいました。その下の参謀は、海軍に比べてやや弱いきらいがありますが、秋山好古のような、現場でそれを補って余りある能力のある前線の指揮官がおり、それが陸戦においてはきわどい勝負を拾い続けることにつながりました。

このように、脳の組み合わせの相性が、組織の強さ、しなやかさを決めます。特に、トップが**左脳三次元主体だが右脳二次元のレベルも高い人**であることが、日本の組織にとっては重要です。では次に、脳を十分に使うための本質は何であるかについて、今私の考えていることをのべます。

第4章

「自我＋小脳vs扁桃体」と「受動vs能動」

扁桃体をコントロールするために『現実に役立つい型』を小脳に入れるとのことですが、有効なやり方はありますか？

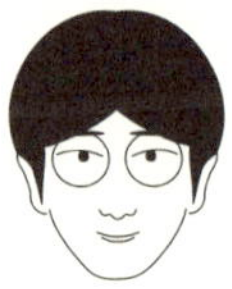

やはり、その民族固有の脳の使い方に合ったものを入れるのがいいでしょう。端的に言えば、昔からずっと子供の教育に使ってきたものです。たとえば日本であれば、右脳、つまり人間関係が主体なので、人間関係の型の中で一番レベルが高く、厳しいことを説いている『論語』などの人間学は、日本人には有用であると私は思っています

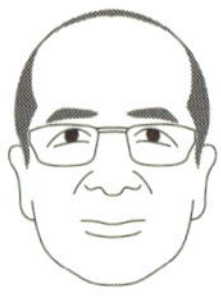

「自我＋小脳VS扁桃体」、「受動VS能動」がなぜ脳を使うのに大事か

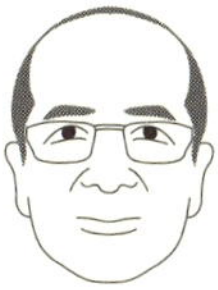

「小脳のやっていることは、無意識にやっていることとです。つまり、恐れとか怒りとか、扁桃体が活性化して意識に上がってくる感情とは無関係です。と言うことは、小脳を使うことで、扁桃体の過剰な活性化から逃れることができるのです」

ブレイン先生　自我、つまり脳の司令塔が、動物脳、特に扁桃体をコントロールするのに大事であることはすでにのべました。脳から言うと、帯状回の前のほうが、扁桃体をコントロールするのに大事な役割を果たしていると言われています。ストレスがあり扁桃体が活性化された時に、それをコントロールできないと、不安感や恐怖や怒りが脳全体を支配して脳が働かなくなり、正常な判断ができずに、トラブルにつながります。パニック障害は恐怖が高じて脳が働かない状態ですし、ストーカーも怒りが高じて脳が働いていない状

態で、このようになると社会に適応するのが難しくなります。

しかし、扁桃体を含めた**動物脳は、強烈なエネルギー**があります。動物脳をコントロールすることはだから難しいのですが、だからといって動物脳を抑えつけてエネルギーをなくすのも問題です。そうするのは脳にとって不自然な状態なので、必ず反動がきます。たとえば宗教などでそれらの欲望をないものとすると、当然すべての人がそのような欲望を持っているので、不自然な形で暴発することにつながりかねません。

抑えつけすぎると逆にそのことだけを考えるようになり、その欲望に支配され、人の見ていないところで極端なことをやろうとします。たとえば、拒食症もその一例です。食欲があるのは人間として当然なのに、やせたい一心でそれを否定すると、夜中にこっそり冷蔵庫のものを食べ、それに罪の意識を感じて、嘔吐することになります。

このように、欲望をないものと抑え込むのは賢明ではありません。動物脳をコントロールする一番いい脳の形は、動物脳の強烈なエネルギーを、**脳全体を使うエネルギーに変える**ことです。たとえば、困難なことを乗り越えて何かを成し遂げた人は、必ずそのような脳の使い方をしています。困難から逃げずに冷静に考え、むしろ困難になればなるほど、頭が働くのです。松下幸之助が「好況よし、不況なおよし」と言ったのは、そのような脳の使い方をしなさいと言っていると私は感じています。

ドーパくん　しかし、そうは言っても僕にはそれは簡単なこととは思えません。やはりしんどいこと、つらいことから逃げたいのは自然な気持ちでしょう。それを乗り越えて脳全体が使えるようになるコツのようなものはあるのでしょうか?

ブレイン先生　私は、ストレスによる扁桃体などの動物脳の過剰な活性化から逃れるひとつの有効なやり方が、**小脳を使うこと**にあると思っています。小脳は、現実に対応している脳です。私たちが日常生活を送る時に、ふだんやり慣れているほとんどのことは無意識に自動的に行っているのですが、これは小脳がやっていることです。小脳は大脳と情報をやりとりすると同時に脊髄とも情報をやりとりしています。大脳は今までのべたように、現実に対応するだけではなく、何か現実離れした理念にとらわれたりすることも多々あり、虚構の世界も混在しています。一方、脊髄は、自分の手足を動かしており、現実の世界の中で働いています。その両方と情報交換をしている小脳は、現実離れすることもある大脳からの情報を調整して、脊髄が現実に対応できるようにする働きがあります。

たとえば、ものが10度曲がって見えるメガネをかけると、最初は当然ものを取る時に手が別のところにいくのですが、数回繰り返すとものを正確にとれるようになるのは、小脳が行っていることです。大脳の視覚野に入っている現実ではない像を、小脳が現実に合わせて変え、脊髄に指令を送っているわけです。

小脳のやっていることは、無意識にやっていることです。つまり、恐れとか怒りとか、扁桃体が活性化して意識に上がってくる感情とは無関係です。つまり、小脳を使うことで、**扁桃体の過剰な活性化から逃れることができる**と私は考えています。たとえば、禅寺の修行がそうです。掃除とか日常生活で普段行っていることを、「作務」といって徹底的に繰り返します。それを行うことで、不安感とかの精神的な問題から離れることができるのは、作務で小脳を徹底して使うことで、過剰に活性化した扁桃体から逃れられるようになるからだと私は考えています。

何回も何回も同じ動作を繰り返すと、小脳にその動作の型が入りますが、その型を行うと気持ちが安定するのです。これは、体を動かすことだけではありません。考え方の型なども、小脳に入っているということがわかってきています。先ほどの「好況よし、不況なおよし」という松下幸之助の考え方を自分の小脳に型として入れておけば、不況になっても不安にならずに、不況は自分の脳を使うのになおいいんだとむしろ歓迎して、不況の中でも利益を上げようと頭を切り替えることができます。

これはポジティブ思考のような、無理やり思いこませようとするけれど脳の機能にマッチしていないので長続きしない考え方と違い、脳の機能の本質にマッチした考え方なので、なぜそうなるかを心の底から納得しておけば、現実に対応するための強い味方になります。つまり、小脳に入れる考え方の型も、脳機能に即した、「現実に役立ついい型」を入れることが、**困難を乗り越える**のに大いに役立ちます。

ノルアドさん　現実に役立ついい型を小脳に入れるのに、有効なやり方はありますか？

ブレイン先生　やはり、その民族固有の脳の使い方に合ったものを、小脳にいい考え方として入れるのがいいでしょう。端的に言えば、昔からずっと子供の教育に使ってきたものです。たとえば日本であれば、右脳つまり人間関係が主体なので、人間関係の型の中で一番レベルが高く、厳しいことを説いている**『論語』などの人間学**は、日本人には有用であると私は思っています。

『論語』の中には、脳を使うのにプラスになるいい言葉がたくさんあります。たとえば、「子曰わく、志士仁人は、生を求めて以て仁を害すること無し。身を殺して以て仁を為すこと有り」、現代語訳では、「孔子は言う、志のある人や仁のある人は、生きることを求めて仁を害することは無い。身を殺して仁を成し遂げることがある」という言葉があります。これは、孔子が「命をかけてでも自分の立てた志を貫こうとする、激しくかつ肝の据わった人間の育成」を最終的に君子のゴールとして目指していたことがわかります（瀬戸謙介著『子供が喜ぶ論語』より）。

君子というと上品でお高くとまったイメージがありますが、そんなお嬢様みたいなものではないということです。これはまさしく、扁桃体などの動物脳をコントロールして脳全体を使うための最良のやり方は、命がけで仁をなすような君子になる教育をすることです、ということになります。このような言葉を、**繰り返し暗唱して覚える**ことで、実際の現場でそのような考え方で行動するようになります。

これに関しても、論語にはいいフレーズがあります。「倦むことなかれ」という言葉です。いいことはやり続け、習慣にすることです。やり続けると小脳にいい型がしっかり入り、それを現実に合わせて微調整するだけで、高いレベルで現実にすぐに対応できるようになります。

小脳にプラスして、脳の使い方をより良くするための別の重要な視点が、「受動と能動」です。大脳には、様々な感覚が入力される受動的な脳の領域があり、それらの情報を基にどのように反応するかを考える能動的な脳の領域があります。

ノルアドさん ではもうひとつのポイントについてお伺いします。受動能動がもうひとつの重要なポイントとおっしゃいましたが、そのどちらが大事なのでしょうか？

ブレイン先生 受動が脳の後方、能動が前方にあります。脳から言うと、受動のほうがより大事です。なぜならば、**正確な情報が脳に入ることが、脳をちゃんと働かせる基本中の基本**だからです。脳の後ろに脳腫瘍などができ機能が落ちると、視覚や聴覚や触覚の正確な情報が入らないので、脳がとんちんかんな働きをします。これは、脳の使い方にも当てはまります。

正確な情報が入らないと、あたりまえですが脳はまともに働きません。論語に、「学ぶにしかず」という言葉もあります。学ぶということは、本を読んだり、学校で学ぶことだけではありません。一番大事なのは、現実に学ぶ、特に自然から学ぶ、ということです。

我々の脳外科手術も、実は自然を相手にしています。脳の機能はまだまだわかっていないことが多く、教科書に書いていることは脳機能の本当のことのほんの一部にしか過ぎません。つまり、脳の機能というのは我々の予想を超えたことが多く、脳外科の手術は、自然そのものを相手にしていると言っても過言ではないのです。私たちも、覚醒下手術を多数行ってきていますが、いまだに予想を超えることが起こることも多く、患者さんの脳という現実から学び続けるしかないと感じています。

釈迦の言葉に、「信じることなかれ」というのがあります。今の世界や自分たちに起こっている問題は、往々にして、現実に合わなくなっているのに、あることを信じすぎたことから始まります。もちろん、行動する時は、その時点で信じていることをやります。しかし、現実にはうまくいかないことが多々あります。うまくいかない時は、信じていたことを、現実に合わせて変えていくしかありません。現実から学ぶしかないのです。

つまり、**現実を謙虚に注意深く受動する**ことが、脳がどんどん使えるようになるための基本になります。受動をしっかりして、能動的に現実で行い、またその結果を受動して学ぶことを倦むことなく繰り返すことしか、脳をより良く使う道はありません。脳をより良く使うためには、一生現実から学び続けるしかないのです。

残念ながら、若い頃からその**脳を使う努力を怠ってきたことが、認知症になる**ことと関わっていると私は考えています。認知症は、現実が自分にストレスになった時に、自分にとってストレスになっている現実から学び、それを粘り強く乗り越えてきた経験がないので、年をとってエネルギーがなくなった脳がストレスでお手上げになり、現実から幻想の世界へ逃避した状態です。現実を受け入れたくないわけです。

しかし、現実から学び続け、降りかかってきたストレスを、小脳と自我を使って乗り越えようとしない脳の使い方は、認知症になるような個人の問題であるばかりでなく、社会の問題にも見られます。次にそれを具体的にのべます。

［事例1］昔に比べて最近の日本人は、自我と小脳が弱っている

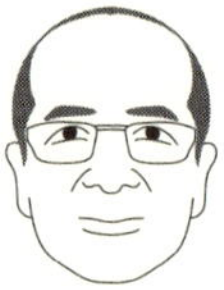

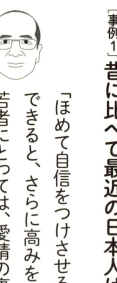

「ほめて自信をつけさせるのは大事ですが、ある程度自信ができると、さらに高みを目指すために、厳しさは必要です。若者にとっては、愛情の裏打ちのある厳しさは、彼らを成長させる、本当の親切心ではないかと私は考えています」

ブレイン先生　私は祖父母の世代が明治生まれなので、かろうじてその時代の人の佇まいを知っている世代です。我々のような戦後生まれの世代と、あの時代、もっとさかのぼれば幕末の時代の人たちの脳の使い方の何が大きく違うかと言えば、やはり我々の子供の頃は、あの時代のように自我や小脳を鍛えていない、ということにつきるのではないかと感じています。**自我や小脳を意図的に鍛えないと、脳は必ず動物脳に振り回されます。**

戦前の教科書に載っていた話ですが、日露戦争で活躍した乃木希典は、幼い頃、

雪が降っていた真冬に「寒い」と言ったとたんに、父親に井戸端まで連れていかれ、水をざばざばかけられ「これで温かくなっただろう」と言われたことがあり、それ以来二度と寒いと言わなくなったというエピソードがあります。

ドーパくん　今だったら虐待だと大問題になりそうですね。

ブレイン先生　もちろん、父親の愛情があってのことで、単なる虐待ではありません。このような教育があったからこそ彼の自我や小脳は鍛えられ、動物脳に左右されることがなくなりました。このような教育は、脳がより良く使えるようになり、自信を持って生きていけるという意味では、若者にとって本当の意味で親切な教育だと思います。今のテストの点数で競争させる教育、つまり**大脳皮質や動物脳のみ活性化される教育**では、ストレスがある時に、若者はまともな対応ができるわけありません。今の教育では、若者はかわいそうな気がします。

ノルアドさん　自我と小脳が今の人は弱っているとおっしゃいましたが、どのような点からそのようにお考えですか？

ブレイン先生　では、脳の4タイプ別に、自我、小脳が弱り動物脳主体になった人の特徴をのべます。まず、自分は本質をわかっていて正義の味方であるかのごとく批評ばかりしている人が、最近増えた気がします。これは、一見左脳三次元の脳の使い方ですが、背後にあるのは、自己顕示欲という動物脳の欲望を満たしているだけです。こういう人は、口できれいごとを言って相手を非難しながら、陰では法律にひっかからない範囲で、私腹をこやす傾向があるようです。少し前に、学者の時は本質的な批判をしておきながら、人気が出て政治家になったら、法律にひっかからない範囲でせこく小金をためた人がいましたが、まさしくこのようなタイプに思われます。

翻って、明治の政治家は、「井戸塀政治家」と言われ、国のために自分の財産をほとんど使ってしまうという、同じ左脳三次元でも自我と小脳がしっかりしており、公のために生きていました。大久保利通もしかりで、彼はほとんどしゃべることはありませんでしたが、自分の言ったことは必ず実行し、彼が死んだ時に財産を残すどころか国家のために借金までしていたことは、まさしくあの時代の人たちが、新しい日本の建設のために命をかけていたことを物語っています。

ノルアドさん　左脳二次元はどうですか？

ブレイン先生　最近ストーカー事件をよく耳にします。自分の欲望から、人やものに異様に執着する人が増えた気がします。先ほどの乃木さんのような教育を受けていれば、絶対にありえない話です。昔の人も命にかけて、何かにこだわる人はたくさんいました。しかし、それは国家や公の役に立つことにこだわっていたわけで、向かう方向が全く違います。研究者は自分が研究したいテーマに一番こだわりますが、戦前の人はやはり、**社会の役に立つこと**を念頭に置いて研究していたように思います。

インターフェロンを発見した小島保彦博士という研究者がいます。彼はインターフェロンを発見した後も、インターフェロンを副作用なく身体の中で増やすにはどうするかということを研究し続けました。と言うのは、インターフェロンを点滴で投与するのが今は一般的ですが、発熱などの副作用も出ますし、効果は一過性で、しかも高価です。しかし彼が発見した、食品や生薬を使ってインターフェロンを体内から出す方法は、副作用がありませんし、長期的な効果を期待できます。なぜ他の人がそれを研究しないかは、お金にならないからです。しかし、小島博士は、お金にならないけれど人の役立つ方法を追い求め、温度などの条件を変え、膨大な実験を繰り返して、最適なものを作りあげました。

私は彼にお話をお伺いしたことありますが、その発想の原点は、彼の父親にあるとのことでした。彼の父親は戦前、漢文の教師をしており、戦時中に周囲の人のためにつくしすぎて、過労で亡くなられたそうです。その社会につくそうという父親の姿勢が、小島博士のバックボーンになっているのは、間違いないでしょう。今88歳を過ぎていますが、いまだに驚くぐらい記憶力が良く活力があるのは、彼の自我と小脳がしっかりしているためかと思われます。方向性の正しい、左脳二次元の脳の使い方と言っていいでしょう。

ドーパくん　右脳はどうですか?

ブレイン先生　右脳三次元の脳の使い方が主体で自我と小脳が弱いと、空気を読んでふらふら行動する人間になりがちです。テレビの健康番組でいいものを紹介すると、店頭から商品が消えたりするのも、それに関わっているように思います。それくらいであれば罪はないのですが、今日本を引っ張っていっているエリートに、そのような人が多いようにみえます。有力者にくっついていき、結局は自分の出世しか考えていない、そのようなエリートが増えているようにみえます。そのようなエリートは、ついていった有力者の不祥事を隠ぺいするため、何かの拍子に隠しきれなくなった不祥事が突然表に出て、エリートのみならず組織が滅んでいくような運命を通常たどります。「天網恢恢疎にして漏らさず」という老子の言葉はそのことをさしています。

本物の右脳三次元の人は、自然を友として生きていたように思います。私の若い頃のお盆とお正月には、必ず寅さんの映画をやっていました。彼は的屋《てきや》で、全国の祭りで仕事をして、ふらっと実家に帰って来るのですが、彼のような社会からはみでたような存在が、実は建前で動いている社会のおかしなところを鋭くついており、息苦しい社会に生きている我々にとっては清涼剤のような映画でした。これも、彼が日本の四季の中を旅行しており、自然に溶け込んだ存在であることと関係しているように思われます。右脳三次元は、彼のような、自然の中で吹き渡る涼風のようなところがいい点だと私は感じています。

優しい男も、昔に比べて増えました。しかし、相手に優しい右脳二次元的な脳の使い方も、実は自分をいい人に見せて生き延びようという保身を感じさせる人が増えたように感じます。本当の優しさは、相手を思うがゆえに相手の耳の痛いことも言える。本当に相手のことを思っていれば、そうなるのは当然です。昔の日本人、特に父親は、あまり人をほめませんでした。戦前、双葉山という力士がいました。彼の69連勝というのはいまだに大相撲の連勝記録ですが、その連勝記録をとだえさせたのは、安芸ノ海という若手力士でした。安芸ノ海が双葉山に勝ち、喜びいさんで部屋に帰った時、部屋の師匠は全く喜んでおらず、こう言ったといいます。「勝ってほめられるより、負けて騒がれるようになれ」。これ以降安芸ノ海は研鑽をつんで、横綱にまでなりますが、このような高みを目指せという師匠の発言は、弟子の慢心を防ぎ、本当の意味で弟子のことを考えていたと思わせます。

私の空手の師匠から先日このようなことをお聞きしました。中学生で黒帯をとった子が米国に行って帰って来たのですが、行く前に比べて、すぐに稽古で音をあげるようになっている、これはおそらく、米国はほめる文化なので、それに慣れた彼が、日本の厳しい稽古についていけなくなったのだろう、と言うのです。もちろんほめて自信をつけさせるのは大事ですが、ある程度自信ができると、さらに高みを目指すために、厳しさは必要です。若者にとっては、**愛情の裏打ちのある厳しさは、彼らを成長させる、本当の親切心**ではないかと私は考えています。

今回は、自我、小脳、動物脳という見方で日本を見てきましたが、次にその視点で世界を見てみます。

［事例2］脳から見た世界の情勢

「自分たちの目先の利益、欲望、憎しみ、怒りを原動力として動く社会を、『悪循環社会』と私は呼んでいます。なぜならば、そのようになると扁桃体などの動物脳がどんどん活性化されて脳全体を使えなくなり、社会がどんどん悪い方向に進むからです」

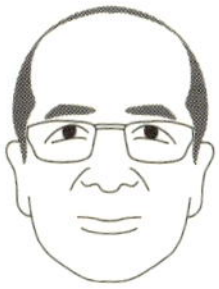

ブレイン先生　今、世界中が不安定になっています。世界各地で起きる戦争、テロ、それによる難民の発生により、どの国も安全が脅かされています。そして、インターネットによりどんな情報でも容易に手に入るようになったこと、共同体が崩壊し、孤立した個人の貧富の差が拡大したことにより、社会から疎外された若者が集団であれ個人であれ、極端な方向に走る傾向が顕著になってきています。

若者は脳の発達の途上にいるわけですから、必ずどこかで躓きます。それを支え、いい方向に導く共同体があるかどうかが、若者にとってのみならず社会にとってもきわめて大事なことですが、それがほとんど消滅したこと、つまり、**若者の脳を一人前に育てる社会の伝統が崩壊**したことが、今の世界の不安定につながっていると言っても過言ではありません。

ノルアドさん　そういうのを見ていると、歴史は進歩するのかどうか疑問になってきます。

ブレイン先生　たしかにそのとおりです。中国は2500年の停滞と言われていて、春秋戦国時代に孔子、孟子などの有名な思想家が出てきましたが、脳から見るとそれ以降は退歩しているようにも見えます。

ドーパくん　なぜそんなことが起こるのでしょうか。

ブレイン先生　やはり、人間の動物脳の問題が大きいと思います。動物脳がいい生活をしようと、欲望にまかせて森林などの自然を破壊して農地にし、その代償として木を植えたりすることで自然を再生しようとはせずに、結果として植物の育たない砂漠を作ってきた、それが人間の脳に大きな影響を与えています。そうなると、水や食料や女をめぐって争わざるをえない、という状況に追い込まれていきます。中国も実際、砂漠が広がってきています。中国のみならず『世界の四大文明』と言われているところはすべて、文明が栄えた頃は緑豊かでしたが、今や砂漠化が進行しています。米国もどんどん自然が破壊され、ダストボウルなどで農地が砂漠に置きかわってきています。日本も決して他人事ではありません。動物脳をコントロールできずに、人間が自分で自分の首をしめていると言っても過言ではありません。

私は、脳には大きく2つの流れがあると思っています。先ほどのように**自然を破壊**してきた脳の流れは、**左脳的、男性的、西洋的**と言ってもいいでしょう。自然の豊かさがなくなり生きにくくなったため、脳が闘争に傾き、効率を求め、強者のみが生き残るような方向に傾きます。食事で言うと、闘争で勝つために、肉食に傾きます。肉食のほうが、筋肉のもととなるアミノ酸は有効に摂れるし、肉食で出てくる尿酸などの影響があるのか、闘争的な気分になるからです。古代ギリシャ時代から、戦士は肉を主に食べ、農民は主に野菜を食べるといった話がありました。

医療で言うと、西洋医療になります。西洋医療は、悪いものを徹底してやっつけるという治療です。そのため外から来る病気、つまり感染症などには強いということになります。戦後日本から結核がほとんど消えたのも、西洋から来た抗生剤のおかげです。しかし西洋医療は、生活習慣病のような中から出てくる病気には弱いという特徴があります。生活習慣病とは、ガンや心臓病など体の中から生活習慣の乱れで出てくる病気です。

ガンを西洋医療で治療すると、つまり放射線化学療法をすると、死んだ後に細胞が腫れるネクローシスを起こし、まわりの細胞に迷惑をかけることが多々あります。死んだ細胞が腫れることによってまわりに迷惑を駆け、特に脳のような骨に囲まれた空間でそれを起こすと、にっちもさっちもいかないことがあることは以前お話ししたとおりです。

最近ヨーロッパで、テロではないのにまわりの人を巻き込んで自死する人がいますが、まさしくそんな感じです。脳から言うと、闘争的なので、交感神経主体、扁桃体などから出るドーパミン、ノルアドレナリンなどの衝動的な反応が主体と言っていいでしょう。闘争により**心が荒廃すると、衝動的になりやすい**のです。

まさしく、その脳の使い方の流れになりつつあるのが欧米、中東の今で、戦いが戦いをよび、出口がなく行き詰まっているように見えます。世界最強の国である米国も、私の友人がシカゴ領事長をやっていますが、大統領選を見てもわかるように、国として行き詰まりつつあるのではないかと感じているようです。歴史の流れを見ると、米国は国としてはヨーロッパに関与しない孤立主義だったのが、お金の問題で2回の大戦に参戦したのも、以前お話ししました。第一次世界大戦は、連合国にお金を貸していた関係で財閥にせっつかれて、第二次世界大戦は世界恐慌からの不況を払拭できないため、戦争という一番効率のいいお金儲けのために参戦したと言っても過言ではありません。

米国は戦争に関しては一番強い国家であるのは明白であり、戦争をすれば景気が良くなるのは間違いないでしょう。しかし、それは麻薬のようなものであり、一過性には景気が良くなるかもしれませんが、その産業は平和な世の中の役に立つような産業ではないため、そのつけを必ず払うことになります。

『ボーリングフォーコロンバイン』というアメリカ映画がありましたが、それはコロラドスプリングスの高校での乱射事件の話でした。乱射事件を起こした高校生の父親は、軍事産業であるボーイング社に勤めていました。少年は父親がどういうことで家族を養っているか、それが世の中の人に役立つことなのかそうでないかは、敏感にわかっていたと思います。子供は尊敬できる大人を、自分の人生の目標とする大人を、常に探しています。自国の独立を守るための戦争であればいいのですが、軍事産業を潤わせる目的の戦争で繁栄するような国は、親が生き方を尊敬され、子供にそれが伝わっていくような良心的な家庭は少なくなっていくでしょう。戦争直後は多くいた良心的な中間層が、今やほとんどいなくなったと言われている米国は、まさしくそれでしょう。

ヨーロッパも同様です。第一次世界大戦で、アラビアのロレンスとして有名なイギリスの軍人が、トルコ人の支配に苦しんでいた中東のアラブ人に対するスパイとして、うその条約を結んでアラブ人を戦争に協力させ、だましたことが、今の英国やフランスなどがイスラム教徒のテロにさらされているきっかけになっているように思われます。勝つために、人をだますこともいとわない冷徹さは、長い歴史の中では、プラスには働きません。自分の代では勝てるかもしれませんが、自分の次の世代に大きなつけを払わせることになります。

なぜ、彼らがこのような問題を起こすのでしょうか。それは、**「三方よし」**ではないからです。自然に常時接していれば、自然を続けるためにどうするかという発想になります。しかし、自然から離れて、人間の知恵がすべてだとうぬぼれると、三方よしという発想にはなりません。ウィンウィンという、俺とお前だけ利益があればいいという発想です。社会全体、地球全体、自然の存続のためにどうするかという長い目で見た発想になりにくいわけです。

このように、自分たちの目先の利益、欲望、憎しみ、怒りを原動力として動く社会を、**『悪循環社会』**と私は呼んでいます。なぜならば、そのようになると扁桃体などの動物脳がどんどん活性化されて脳全体を使えなくなり、社会がどんどん悪い方向に進むからです。しかし、日本のようにある意味特殊な環境にいれば、別の発想になります。それは次の回で詳しくのべますが、本質に関しては次のようになります。

そのような扁桃体が活性化し悪循環になった脳の使い方と全く違う、それを断ち切る可能性のあるもうひとつの流れは、日本だけと言ってもいいかもしれません。それは、先ほどの流れとは対照的で、**融和を重んじる右脳的、女性的で、皆役割がある**という発想です。自然を自分の利益のために破壊するのではなく、自然を重んじて怖れ、自然に溶け込んで生きているから、そういう脳の使い方になるのです。

このような流れは、外敵ではなく、中の敵に強いと言ってもいいでしょう。食事は玄米菜食主体で、この食事は、身体の中から出てくる病気である生活習慣病に対しては、肉食に比べて、予防したり治療する効果が高いのです。悪性腫瘍の治療を見ても、このような治療を加えると、私が見たところアポトーシスになる、つまりまわりに迷惑をかけずに、悪性のものが消えていきます。脳から見ると、副交感神経主体で、セロトニンやオキシトシンのような、闘争ではなく、穏やかに長期的な目で考え、次の世代につなぐ脳の流れです。これは、先ほどと違って**『好循環社会』**になります。お互いに真心や感謝の気持ちを持つことで、動物脳をコントロールでき、そのエネルギーでますます脳全体が使えるようになり、そのため社会全体がいい方向に向かうからです。

そのような、かつてはそうだった日本人の脳の使い方について次にのべます。

〔事例3〕本来の日本人の脳の使い方

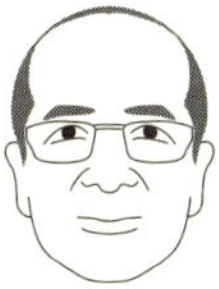

「子供の頃から徹底して動物脳、つまり人間学で言う『私』をコントロールし、『公』に全身全霊をもってつくすような教育を受けることで、本当の武士になるのです」

ノルアドさん　先生のおっしゃるかつての古き良き、本来の日本人の脳の使い方は、脳から見てどういう特徴がありますか？

ブレイン先生　日本人の脳の使い方の最大の特徴は、右脳二次元主体ということです。つまり、**相手に対する真心、仁の心が、脳の使い方の主体**である民族であるということです。右脳二次元主体の脳の使い方の人が日本人においては一番多いのは、我々が行っている脳のテストでも、もう1000人以上行いましたが、データとしてはっきり出ています。また、外国から来た観光客が一番感銘を受けるのは、日本人の親切さです。これも、相手に対する真心から発した右脳二次元の脳の使い方に、感銘を受けたことになります。観光客がまた日本に来たがる割合が高いのは、日本にいると居心地がいいからでしょう。私が米国に研究しに行っていた時も、中国人は米国に残ることが多かったのですが、日本人は日本に帰る人が多かったのも、住みやすさ、居心地の良さが関係しています。

ノルアドさん　日本人は、世界の人から見ると勤勉で質の高い製品を作るイメージがありますが、それは右脳二次元と関係しているのでしょうか?

ブレイン先生　それは密接に関係していると思います。日本人が勤勉で質の高い製品を作ろうとしているのは、顧客に対する真心からきています。顧客にいい製品を使ってほしい、という真心は、自然といい製品を作る技術を向上させるような合理的な発想になっていきます。**右脳二次元をベースにして、左脳を使う**ようになったわけです。これは、西洋的な左脳からスタートした製品とは違います。西洋は競争に勝つために高い技術を持とうとしますが、日本は顧客に対する真心から高い技術を持とうとします。ここは、ゴールは同じようで、全く違う脳の使い方になります。

たとえば、トヨタ車が顧客に合わせて細やかな心遣いをし、多くの車種を持っているのに対して、フォルクスワーゲンはこれだけ技術が高い車を作っているのだから顧客は当然買うべきだということで少ない車種で押し通しています。そのような脳の使い方が、技術的な優位性を脅かされると、燃費の不正に走る原因となっていることはすでにのべました。何が何でも勝ちたいのです。しかし、顧客中心であればそのような不正に走る可能性はありません。なぜならば、不正に走ると、当然顧客のためにならないからです。

ドーパくん　日本人は、たとえば国際試合をやる時に侍ジャパンなどと、「武士」がひとつの日本人の象徴でもあります。そのような勇壮な精神は、日本人の持つ優しさ、真心にそぐわない気がするのですが、どうなんでしょうか？

ブレイン先生　かつての日本人には、**武士道**がありました。武士道も、脳から言うと先ほど説明したことと関わっていると私は考えています。もともと武士は、鎌倉時代に「一所懸命」という言葉にあるように、自分の土地を守るために戦ってきた人たちでした。つまり、ふだんは農業をして鋤鍬を持っていたのを、刀に持ちかえただけです。西洋人のように、他の土地に行って略奪するというような能動的なものではなく、ふだんは平和に暮らしていますが、敵が攻めてきてどうしても戦わざるをえない時に戦うという、脳から見ると2重構造になっていました。この2重構造は、やはり右脳から左脳に行く脳の使い方になります。自分の住んでいる共同体を守りたいという右脳的な真心が、左脳的な勇敢な戦闘に向かわしているのです。決して攻撃一辺倒ではありません。

それは、先ほど出てきた乃木希典を見れば明らかです。彼は真の武士道精神を持っていると評されていました。日露戦争の203高地における戦いで、ロシアの敗将であるステッセルと会見後、写真を撮る時に帯刀を許しました。欧米ではありえないことで、敗将は屈辱的な目にあうことが多いのですが、彼はステッセルの名誉を重んじて帯刀を許したのです。それだけではなく、ステッセルがロシアで銃殺刑にされそうになった時に、乃木の反対運動によりそれを免れ、その後シベリアに送られ貧乏になったステッセルに、乃木はお金を送り続けました。乃木がヨーロッパ旅行した時も、王侯のように尊敬をもってもてなされたことは、彼の武士道の鑑のような生き方が、世界中の感動を呼んだことによります。

このように、武士道とは、戦う時は仕方なしに勇敢に戦うが、敵を憎むのではなく、自分の能力を発揮させてくれた敵に感謝するという気高い精神性、右脳をベースにして、戦う時は左脳を使うが、平和になると右脳に戻るという脳の使い方になります。このような脳の使い方に至るには、**徹底して動物脳をコントロール**しなければできません。乃木希典の幼い頃のエピソードを先ほどのべましたが、子供の頃から徹底して動物脳、つまり人間学で言う「私」をコントロールし、「公」に全身全霊をもってつくすような教育を受けることで、本当の武士になるのです。それが、日本人の精神の中心部分であると私は感じています。

ドーパくん　今では考えられないくらい、脳のレベルがかつての日本人は高かったことに感銘を受けました。しかし昔は、なぜそのようなことが可能だったのでしょうか？

ブレイン先生　そのキーワードのひとつは、やはり小脳にあると私は考えています。小脳は、運動のみならず、考え方、情動などの型も入っていることが最近報告されています。日本人は、実体験でそれをわかっていたように思います。武士道のような複雑な脳の使い方を実践するには、その考え方、情動のいい型が小脳に入っていないと、なかなかできないはずです。少なくともそのような教育を幼い頃から行っているようにみえます。

たとえば、薩摩藩の郷中教育、会津藩の什の掟などを幼い頃から徹底して叩き込むのは、

小脳に行動、考え方、情動のいい型を入れるためでしょう。その型は、「卑怯なことをするな」とか、「弱い者をいじめるな」とか、「うそをつくな」とかきわめて単純ですが、実践することで間違いがいなくりっぱな武士になれる型であり、それを子供の集団の中で、先輩から後輩に伝えていくわけです。この濃密な人間関係が、情動まで含めた強力な型を、小脳の中の回路として作ったのではないかと私は考えています。その結果、幕末から明治にかけて、世の中を変革できる、若いにもかかわらずきわめて脳のレベルの高い武士が輩出されました。今日の教育で一番考えねばならない、特に**日本人には一番いい教育法**のような気がします。

私が今通っている空手道場では、師匠である瀬戸謙介先生が昭和20年台から武士道を研究しており、日曜日に子供たちを集めて、『論語』や『教育勅語』の意味を教え、暗唱させています。私もそれを拝見しましたが、特に『教育勅語』には、日本人が日本人らしく生きるためのいい考え方の型が凝集されているように感じました。今それを教えている学校が日本にほとんどないことが、子供たちが日本人として生きる芯を持っていないことにつながっているのではないでしょうか。

ドーパくん 日本人は、外国人に比べて自己主張することもなくおとなしい印象がありますが、それはどのような脳の使い方から来ているのでしょうか。

ブレイン先生 自我つまり脳の司令塔は、成熟すると前から後ろへ、つまり能動から受動へ重点が移っていきます。脳が成熟すれば、多くの情報を得てから脳を使おうとするからでしょう。日本人の自己主張があまり強くないのも、**自我が成熟して受動に傾いているる**こともあるかと思います。

昔の女性は、自己主張は今の女性ほど強くなかったのですが、判断力が優れていたため、自然と男が耳を傾けるようになり、家の中で力を持っていきました。今の女性より、男女の間の関係では、声高に主張しないのに男をコントロールできるようになるという、女としてはより賢く、脳のレベルは高かったように思います。これも、昔の女性が受動に傾いて自我が成熟しているから、賢い判断ができたためでしょう。今こそ、**世界的に見ても優れた、過去の日本的な女性の脳の使い方**を取り戻す時が来たように感じます。

では、世界から見て日本はどのように見えているか、のべてみたいと思います。

［事例4］外国人の日本人への評価

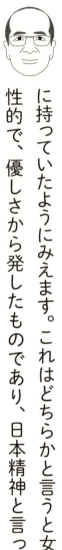

「昔の日本人は人につくすことに喜びを感じる気持ちを濃厚に持っていたようにみえます。これはどちらかと言うと女性的で、優しさから発したものであり、日本精神と言ってもいいでしょう」

ノルアドさん　日本人は、外国にどう見られているのでしょうか？　おそらく、それが日本人の脳の使い方の、客観的な答えになるような気がします。それと今までの話が一致していれば、より信憑性が高まるのではないでしょうか。

ブレイン先生　外国から見た今の日本人は、人に気を使う、真面目で勤勉な民族という印象が強いと思います。翻って、戦前の日本人はどうかと言うと、今よりもはるかに情の深い、困っている人を見ると命がけで助けるような、きわめてレベルの高い右脳二次元の脳の使い方を持っている日本人が、多くいました。

ひとつの例として、ポーランド孤児の話があります。1920年、シベリア出兵していた日本に、ポーランド孤児を助けてほしいという要請がありました。その当時、シベリアに流刑されたポーランド人の孤児たちは、極めて悲惨な状態に置かれていました。なんとか孤児たちをポーランドに送り届けたいと、そこに住んでいたポーランド人は救済委員会を作り、欧米諸国に頼みましたが断られます。困り果てた彼らが日本に頼んだところ、すぐに快諾を得て、孤児たちは日本に送り届けられました。食べるものもなくてやせ細っていた孤児たちは、日本で家族のようにみんなに親切にされ、ぐんぐん元気になりました。そして、無事ポーランドに孤児たちを送り届けたのですが、彼らが日本から受けた恩義を忘れず、日本のことを紹介したことが、ポーランド人が親日になるきっかけとなりました。

彼らを助けることは、決して豊かではなかった当時の日本人にとっては大きな負担だったでしょうが、その**困った人を見ると助けずにはおれない**日本人の温かさが、100年近くたった今でも、両国の友情に役立っています。

その隣の国であるリトアニアでも、日本人の優しさを物語る話があります。杉原千畝という日本の外交官です。1940年、彼が外交官として赴任していたリトアニアの領事館に、多くの避難民が押し寄せました。避難民の多くは、その当時ナチスドイツに迫害を受けていたユダヤ人でした。杉原は、外務省の彼らにビザを出すなという訓令に逆らい、彼らを救いたい一心で、6000人分のビザを1月余の間に出し続けました。自分の職を失うのを覚悟で、6000人の命を救ったのです。

このような、日本人の、困っている人をほっておけない、自分の命をかけても救いたいという特性は、幕末にも色濃く見られました。幕末に、禁門の変で敗れた長州藩士の桂小五郎は、但馬国出石に潜伏します。その時に彼を助けたのが、広戸兄弟です。単なる知り合いにしか過ぎない彼らが、桂小五郎のために命がけで京都や長州に行きます。決して教養が高いわけでなくどちらかと言うと遊び人であった、その当時の普通の若者と言っていい彼らが、桂小五郎のために命がけで動くのを見ると、その当時の人たちは、**人に親切にすることを生きがい**にしていたのではないかと感じます。

考えてみれば、幕末に各藩から出た志士も、誰に頼まれたわけでもないのに、命がけで日本を救おうと活動します。命がけの親切心、真心を、その当時の若者は普通に持っていたように感じます。西洋列強という力のあるものに、他のアジア人のようになびくのではなく、むしろ強い彼らをくじいて弱い立場の日本を救おうという義侠心と言ってもいいでしょう。

ドーパくん　なぜその頃の日本人は、そんなかっこいい義侠心があったのでしょうか？

ブレイン先生　もちろん、その当時の志士たちに、「武士道」という伝統がベースにあったからでしょう。武士道は、**公の幸せのために命を賭けることが一番の生きがい、喜び**となっていました。武士はもちろん戦いをつねに想定して鍛えていたので、「義」、つまり正義や忠義のために戦うのが最優先でした。しかし、武士のみならず先ほど出た庶民たちでも、あの時代は人につくすことに喜びを感じる気持ちを濃厚に持っていたようにみえます。これはどちらかと言うと女性的で、優しさから発したものであり、日本精神と言ってもいいでしょう。

戦後の教育は、それよりは**個人主義のほうに主体を置く**ようになりましたが、どうもそれは日本人には合わないのではないか、戦後、物質的には豊かになりましたが、日本人自体は、自分たちにとって一番大事なことを捨てて、豊かさと反比例して不幸になったような気がします。

ノルアドさん　日本人に一番合うのは右脳二次元ということですが、それはどこからきたのでしょうか。

ブレイン先生　それはやはり、日本人の置かれている地政学的な面が関わっているように感じます。自然が主体の国であるということです。自然が主体になる理由は、自然が豊かで厳しいうえに、外国からの侵略等の戦いがほとんどなかった平和な国であったため、自然と共に、自然に溶け込みながら、同じ場所で同じ人たちと農耕をしながら、長い期間生きてきました。そのような社会では、弱い者、困った人を助けることで、助けられた人からの感謝が生まれ、それが次の世代に受け継がれ、恩を返そうとする好循環の社会を目指すようになります。

いい例は、トルコのエルトゥールル号の話です。1890年、トルコの軍艦が台風に遭い、和歌山県沖で遭難します。それを村人たちが、自分のなけなしの食料を食べさしてまで、なんとか助けようとします。そして、快復した69名を、全国から集まった弔慰金と共にトルコに送り返しました。これに感激したトルコ人は、その後ずっと日本に対する親愛の情を持つようになりました。トルコの教科書にずっと載っているほどです。

それが発揮されたのが、約100年たった1985年の、イランイラク戦争の時です。イラクのサダムフセインが、48時間後に自国の上空を飛ぶすべての航空機を打ち落とすと言いだします。その時多くの日本人がイラクに残っていましたが、日本国憲法の条文により、自国民を救う航空機を出すことができませんでした。それを救ったのがトルコ人でした。自国民は陸路で帰ってもらうことにして、日本人をトルコ航空機に乗せ、日本まで送り届けたのです。

日本人の真心が、100年たってトルコ人の義侠心につながった話です。今の世界は憎しみが憎しみの連鎖を生んでいますが、これらの話は、**感謝が感謝の連鎖を生む、**真逆の話です。

これは台湾人も同じです。彼らは、戦前の日本の統治時代に、利水工事をして台湾の農業の発展に大きく貢献した八田與一をはじめ、多くの日本人に対して大変感謝していて、2011年の東日本大震災の時に、世界で一番多い、200億円もの義援金を、彼らは借金をしてまで送ってくれました。これも好循環をあらわす例です。

今までのべたことは人間どうしの話ですが、自然に溶け込んで生活すると、自然の摂理を感じ、それに沿って生きていくようになる気がします。自然は強い者だけではなりたちません。ライオンがいくら強くても、まわりが砂漠で生物がいなければ、生きていけません。草などの踏みつけられるような弱いものを含めて、あらゆる種類のものがないと、自然はなりたちません。それは、すべてのものに役割があるからです。それが自然の美しさにもつながっています。

人間社会も、同様に多様性が必要です。弱い者を助ける行為は、美しさにもつながります。自然が大災害を起こして牙をむいた時には、人間の力は無力です。強い人も弱い人も必死で助け合わなければ、民族は存続しません。大災害から立ち直って次の世代につなぐには、ふだんから弱い者を助け、強い者ではわからない、彼らでしかできない役割を果たしてもらうことが必要なのです。弱い者こそが、歴史に大きな役割を果たしています。歴史の転換点には、必ず弱い者が立ち上がる場面があります。フランス革命もしかり、幕末の長州も農民が立ち上がって奇兵隊に参加したことで、流れが変わりました。草莽の民は下支えをしているだけに、集団で動くと大きな力になるのです。

日本精神の特徴である弱いものに対する優しさは、自然そのものを存続させるための摂理と言ってもいいでしょう。そして、本当の優しさは、右脳二次元から左脳三次元に行くように合理性につながります。本当の意味で相手の役に立つには、**合理性が必要**なのです、それが武士道と言ってもいいでしょう。相手の役に立つために合理性をもって戦う、その2重構造が武士道そのものです。

このような日本精神は、日本が世界の競争に勝つのにも必要です。**日本らしさが日本人の最大の武器**になります。また、日本精神は相手の国にもプラスになり、世界の存続にもプラスになる、つまり三方よしの精神になります。戦前の日本人を知っている台湾や東南アジアの人たちが「かつての日本人はすばらしかった、日本人よ、もっとしっかりしてアジアを引っぱっていってくれ」と常々言っているのは、日本人にかつて持っていた日本精神を取りもどして、今の力と憎しみのみがまかりとおる混沌とした世界を救ってくれ、と言っているのと同じと言ってもいいでしょう。

では次に、日本人が具体的にどのように脳を使えばいいのかをのべます。

脳から見た天皇

『天皇の料理番』というドラマがありました。明治天皇が崩御した時にパリに留学していた料理人の秋山徳蔵が一日涙にくれ、恋人であるフランス人が、天皇とは日本人にとってどんな存在なんだろう、ローマ教皇とナポレオンを足したようなものかしら、という場面がありました。

脳から見ると、天皇は右脳二次元で公の最たる存在、日本人全体をひとつの家族とすると、かつての日本の母親のような存在ではないかと私は思っています。昭和天皇の最大の功績は、戦後まもなく各地を巡幸し、自分の身の危険を顧みず、敗戦で意気消沈した日本人に立ち上がる勇気を与えたことだと言われています。今上天皇も、ご自身の健康を顧みず、国民を励ますために被災地をまわり、戦没者への慰霊の旅に行幸しています。

天皇は常に日本国民の幸せを祈り、全く「私」がないため、理不尽な被害に遭いつらい思いをしている人も、天皇とお会いするだけで生きる勇気がわくような、日本人の心の支えになっています。明治天皇を山岡鉄舟が、昭和天皇を乃木希典が教育したように、右脳二次元が主体である日本精神の神髄を代々受け継いでいるのが天皇であると私は考えています。

第5章

日本人らしく脳を使うにはどうするか

親が過保護で、子供の頃から子供のストレスをできるだけとろうとする今の風潮は、子供にとってむしろマイナスに働くわけですね

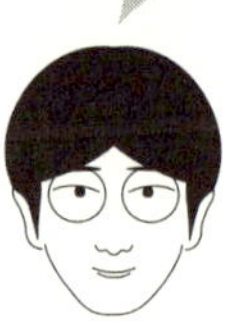

そのとおりです。そのような環境にいて、社会に出て急に強いストレスを受けて、乗り越えるのは難しいでしょう。昔は、父親が厳しかったので、それがホルミシスとなりました。そして、ストレスから回復するのに、母親の優しさが大きな役割を果たしました

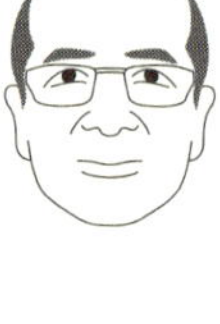

ホルミシス（自然治癒力）について

「こつこつと小さなストレスに正面から向き合い、それを乗り越えるホルミシス現象を何回も何回も体験することで、強いストレスにも対応できるだけの脳の力を得るのです」

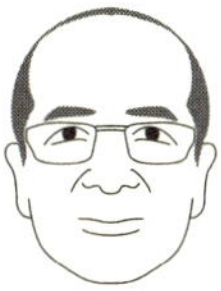

ブレイン先生　日本精神は、自然に溶け込むことで熟成してきましたが、別の言い方をすると**自然の摂理に沿った脳の使い方**と言ってもいいでしょう。その中で大事な摂理のひとつに、ホルミシスがあると私は考えています。ホルミシスというのは、ひとことで言うと、**適度なストレスはむしろ人間を強くする**ということです。これは1980年に米国のラッキー博士が、地上の放射線の数百倍の放射線を浴びる宇宙飛行士の健康状態を調べて、帰還後むしろ元気になっていることに気づき、過去の様々な文献を調べて、放射線のみならず適量のストレスを与えるものはすべて、人間にプラスに働くこ

とを提唱しました。

これは、歴史的に見ると当たり前のことで、昔から玉川温泉や三朝温泉などのラドン温泉に日本人は湯治に行っており、これでガンなどの病気が改善した例も多く報告されています。ガンなどの生活習慣病は、活性酸素が遺伝子に障害を与えることが大きな原因となっていますが、ラドンなどの適量の放射線は、その活性酸素を除去する抗酸化酵素を作る遺伝子にスイッチを入れます。つまり、元々人間の中に眠っていたストレスを乗り越える能力に、適量のストレスはスイッチを入れるのです。

これも当然の話で、人間は多くのストレスを乗り越えて今日まで生き延びてきたわけで、そのためには、そのような**ストレスを乗り越える遺伝子**を、子孫にずっと引きついでいないとありえない話です。これは、人間の中に眠っている、自然の厳しさを乗り越える遺伝子と言ってもいいでしょう。

私も手術で同様の体験をします。私たちがよく行う覚醒下手術は、症状が悪くなると手術を止めますが、それで回復すると神経が強くなったせいか、同じストレスを与えても悪くなる可能性が減ります。つまり、自然治癒力が働いて神経が回復するわけですが、単に回復するだけではなく、元より強くなっているのです。ここで、大事なことは、**悪くなったら休む**ことです。悪くなっているのにストレスを与え続けると、神経は元に戻らなくなります。悪くなって休むことで、自然治癒力が十分に発揮されます。休まないと、自然治癒力は充分には働きません。

これは、自然のサイクルを見ても同じです。地震や津波などの災害で自然が破壊されても、その後の平穏な時間の中で、太陽や雨水のおかげで草木がはえ、やがて自然が回復していきます。厳しい自然と優しい自然が交互に来ることが、自然の活力を保っているのです。

ドーパくん　たしかに子供の頃に剣道を習っていて、あの頃は厳しい稽古だったけれど、それが僕を成長させてくれたように思います。厳しい稽古だったけど、師匠は稽古が終わると優しくて、そのギャップが良かったのかなあ。

ブレイン先生　脳はホメオスタシス、つまり自分の内部環境の恒常性を保とうという性質があります。自分の体温や血圧などを一定に保つのは自律神経ですが、それに中心的な役割を果たしているのが、視床下部です。視床下部は、それのみならず、ストレスがあると様々なホルモンを出して、ストレスに対応しようとします。定常状態から戦闘状態に変えるわけです。これも、言うなれば自分の身を守るために視床下部が働いているわけです。

ホルミシスというのは、適度のストレスを受けることにより、ストレスに対する戦闘状態のレベルが上がり、同じストレスでも余裕を持って対応できたり、より強いストレスに対しても対応できるようになった状態と言っていいでしょう。人間は、急に強いストレスに対応できるポテンシャルはありません。こつこつと小さなストレスに正面から向き合い、それを乗り越えるホルミシス現象を何回も何回も体験することで、強いストレスにも対応できるだけの脳の力を得るのです。私は、このようになった脳を「ホルミシス力が高い」と定義しています。徳川家康もイチローもホルミシス力が高いから偉業をなしたわけです。

ノルアドさん　親が過保護で、子供の頃から子供のストレスをできるだけとろうとする今の風潮は、**子供にとってむしろマイナス**に働くわけですね。

ブレイン先生　そのとおりです。そのような環境にいて、社会に出て急に強いストレスを受けて、乗り越えるのは難しいでしょう。昔は、父親が厳しかったので、それがホルミシスとなりました。そして、ストレスから回復するのに、母親の優しさが大きな役割を果たしました。

今世界一になっているトヨタの創業者は豊田佐吉ですが、彼にもそのようなエピソードがあります。彼が20歳くらいの時、発明に失敗し続けて借金が膨らみ、父親が激怒して、家を追い出されました。父親は、元々日蓮宗や二宮尊徳の報恩会に入っている真面目な大工さんで、発明などの彼から見れば道楽をして、借金をする息子が許せなかったのでしょう。彼が家から出て村はずれまできた時、母親が追いかけてきて「おまえのやっていることはわからないが、おまえを信じている」と彼女の全財産である2円を渡しました。その母親の支援がなければ、豊田佐吉が自動織機を発明することもなかったでしょうし、今のトヨタはありえませんでした。豊田佐吉の中で、強いストレスを、より自分を前進させることに変えるホルミシス現象を起こしたのは、父親のその当時の倫理観にのっとったまっとうな厳しさと、母親のそれをも超えた優しさです。そのどちらも、豊田佐吉には必要だったのでしょう。ホルミシスというのは、このように単に体を元気にするだけの現象ではなくて、ストレスにより考え方、生き方もより強固なものにする、つまり**脳をレベルアップする**ことも含まれます。

これは、幕末の偉人である吉田松陰も同様です。吉田松陰は、敵国に勝つには敵国に行くことが一番だと黒船に乗ろうとして、幕府の鎖国の禁を犯し、罪人となります。しかし彼は、ストレスの強くかかる状況であればあるほど、元気が出て脳が働き、レベルが上がっていきます。彼の中で、ストレスがあればあるほど、驚くべきほどの反発力でホルミシス現象を起こす源泉は、玉木文之進という彼の師匠の教育によるところが大きいと思います。玉木文之進の信念は、武士は「私」があってはいけない、「公」のみに生きるということでした。それは徹底していて、吉田松陰が顔に来た蠅を追っただけで、それは自分のことを考えている「私」だと言って、殴り倒されるぐらいでした。しかし、この「公」のみに生きるようにさせる教育は、たとえばそのような教育がなければ、活力のある動物脳が大脳を振りまわし大脳の一部しか使えないまま人生を終わるところを、動物脳に振りまわされずに、むしろストレスがあればあるほど大脳全体を使えるようになって人生を終わるという、一番幸せな道を彼に与えたのでした。

端的に言えば、大脳は「公」に対応するために人間に発達したわけであり、**大脳を使い切るには、「公」に生きることしかない**わけです。大脳全体を使う幸福感は、おそらく動物脳のドーパミンやノルアドレナリンのような、目先の自分の利益のために出るものではなく、セロトニンやオキシトシンのような、より長期的な脳全体を使うじわっとした幸福感なのかもしれません。

このように、日本の幕末の武士のホルミシスは、世界から見ても独特のものがあります。先ほど、視床下部が自分を守るためにストレスに対してホルミシスを起こすということをのべましたが、幕末の武士は、自分ではなく「公」を守ることでホルミシスを起こすわけです。前者が、動物脳が主役で大脳の一部しか使っていないのに比べて、後者は、動物脳のエネルギーを使いながらも脳全体を使うことになるので、どちらがより脳が働くかは自明の理です。

幕末の志士たちが、大きな仕事を若くして成し遂げたのは、そのような「公」のために戦う教育を受けたためです。「公」のために戦うことが、結果として彼らや庶民たちの脳が使えるようになることにつながるのは、「公」つまり国家がなくなればそれに属する人たちは脳を使えなくなるという、日本でも戦後しばらくあった、世界では植民地でも通常そうであったことを見れば、当然のことです。つまり、「公」を守ることが、国民の脳を使う自由を保障し、国民を幸せにする本質的なことであり、**「公」を守るために戦うことが、男の一番大事な役割**であると、生物学的に見ても歴史的に見ても私は感じています。

今まで、日本人らしい脳の使い方をのべてきましたが、今の人たちがどのようにすればそのような脳の使い方になれるのかを次にまとめてみます。

日本人が脳をフルに使うための脳科学

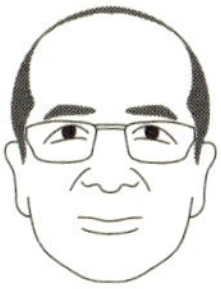

「長い歴史を見て日本人の得意な脳の使い方を言えば、何度ものべてきましたが、やはり右脳です。世界的に見ても、一番脳の使い方のレベルの高いのは、日本人から滲み出してくる、真心や感謝、弱い者への慈しみです」

ノルアドさん　脳を使うには、様々なポイントがあることがわかりました。それらをどう組み合わせると、私のような若い日本人が、脳を使って成果を出し、世界との競争に勝てるようになるのでしょうか？

ブレイン先生　若い人が脳を使うのにまず大事なのは、**得意を伸ばす**ことです。米国はそのような傾向が強いように思いますが、やはりまず得意を伸ばして自信をつけることは、脳にとって重要です。しかし、それだけでは不十分です。得意なことのみこだわると、結局は伸びなくなります。ある程度自信ができたら、不得意なこともやることで、さらに得意なことが伸びます。得意な脳の使い方は自分の強みにつながりますが、不得意な脳の使い方は、厳しい状況でもしなやかに生き延びることにつながります。

たとえば、ノルアドさんの得意な脳の使い方は左脳のように見えますので、それを伸ばすことで競争にはとりあえず勝てるようになりますが、人生はいつも順風満帆とは限りません。厳しい状況に陥った時に、誰かの助けが必要になることもあります。その時に右脳を使ったのでは遅いのです。やはり、ふだんから右脳を意識的に使って、信頼できる人間と深い人間関係を築き、厳しい時にアドバイスをいただいたり、窮地を脱するのに協力していただけるようになることが大切です。ホンダの創業者の本田宗一郎も、銀行員の担当者とそのような信頼関係があったために、倒産危機の時に融資を受けて急場をしのぎ、今のホンダにつながりました。

長い歴史を見て日本人の得意な脳の使い方を言えば、何度ものべてきましたが、やはり右脳です。世界的に見ても、一番脳の使い方のレベルの高いのは、日本人から滲み出してくる、**真心や感謝、弱い者への慈しみ**です。明治の頃、日本に来たラフカディオ・

ハーンなどの外国人が一番感銘を受け、日本を好きになったのはその点です。女性的、母親的と言ってもいいでしょう。

その**得意な右脳を生かすために左脳まで使う**のが、本来の日本人の脳の使い方です。まず、左脳的な合理性ありき、お金儲けありきではなくて、右脳からベースにした、顧客を満足させるためにはいい製品を作りたいがための合理性、そのために会社を存続させねばならないという意味での金儲けです。その右脳からスタートするということをはき違えて、西洋の猿まねをして左脳ばかり使うのでは、日本人ではなくなります。司馬遼太郎を嘆かせた、バブルの頃の日本人はまさしくそうでした。

ドーパくん　戦後の日本人を脳から見ると、たしかに日本人らしさがなくなった気がします。僕もそれは残念に思いますが、嘆いていても始まりません。今の日本を良くするには、どうすればいいのでしょうか。

ブレイン先生　日本人の、世界にも類をみない基本に戻ることです。ひとつめは、「公」です。かつての日本人は、「私」のきわめて少ない民族でした。幕末から明治にかけての偉人から庶民まで、自分の属する集団や国家のためにいかに自分を磨き、つくすかという心がありました。戦後米国から入ってきた、個人主義とは全く違います。オリンピックを見てもわかるように、日本人は集団のために戦う、国家を背負って戦うことに燃えるし、長けている民族です。それは、「公」のために戦う遺伝子が、日本人の中に強く組み込まれているからでしょう。そうでないと、日本の厳しい自然を乗り越えられなかったでしょう。

ふたつめは、人から人へ伝えるということです。師匠から弟子へ、親から子へ、言葉だけではなく、言葉にならない生き方、佇まいといった、右脳的、公を重んじた生き方は、人から人へ伝えない限り、本当の意味では伝わりません。日本人くらい、先祖を大切にし、そこから始まった人から人へ伝える伝統を受け継いでいる民族はありませんでした。たとえば、ロシアからの日本に勉強に来た人が感心したのは、ロシアは親と子の関係しかないのに、**日本は先祖から連綿と続く関係がある、**うらやましいといった話を最近聞いたことがあります。何百年と長く続く企業が日本に多いのも、いい生き方、いい脳の使い方を、ずっと伝え守ってきたからでしょう。

みっつめは、「型」です。日本人は、すべてに型を作ります。これは、何度ものべたとおり、おそらく小脳に入っていますが、いい型を作り、徹底して実行して小脳に覚えこませることで、扁桃体などの動物脳の入る余地を減らし、また型を現実に合わせて少しずつ変えることで、千変万化の現実に対応しやすくなります。いい型とはどういうものかと言いますと、それを実行することで、脳がより良く使えるような考え方、情動、行動です。

たとえば、先ほどお話しした会津藩の什の掟に、「うそをついてはならない、卑怯なふるまいをしてはならない」という言葉があります。これは、実は脳をより良く使うのに役立つ言葉なのです。と言うのは、**認知症になりにくい性格**が世界から報告されていますが、それに共通するのは誠実さです。誠実な性格とは、人に対してうそをついたり、卑怯なふるまいをしないということです。つまり、会津藩の子供に教えてきた行動規範となる型は、認知症にならないためにも優れています。それらが認知症になりにくい考え方の型であるということは、それを実行することでストレスがあっても乗り越えられる、脳を使うのにいい型であるということになります。

なぜこれらの型を行うことが脳にとっていいかと言えば、誠実な人間であれば、周囲の人との関係が緊密になり、困ったことがあっても周囲の人が助けてくれるし、またストレスに対して正面からぶつかるので、乗り越える力が強くなるからでしょう。うそをついたり、卑怯なふるまいをしていると、困った時に助ける人間はいなくなります。昔の日本人が子供に教えてきた考え方の型は、人生という長い目で見て、子供の脳の機能を良くすることを、一番念頭においていたように思われます。

よっつめは、受動が主体であるということです。日本人はよく自己主張が少ない、おとなしいと言われますが、これは受動が主体であるからです。もちろん、まわりに流されるような受動では困ります。まず、周囲の状況を謙虚にしかも正確に受動して、そこから能動にもっていくことで、適切な対処ができます。自分にとってつらいことでも、感情を交えずに、あるがまま冷静に受け止める、それが事態を解決するための王道です。

自然の中に溶け込み、自然が主体で生きてきた民族である日本人は、まず**受動的に自然の声に耳を傾ける**ことが、大一歩でした。自然から離れることが、日本人にとっては一番まずいことです。自然は優しかろうが厳しかろうが、そのまま受け入れるしかありません。自然を嘆いたり恨んだりするのは無意味です。私の手術も自然を相手にしていると言いましたが、技術的に難しい手術も多々あります。難しい手術でも、受け入れるしかありません。患者さんを非難するわけにはいきません。厳しい状況の中で最善をつくすのみです。

以上のことをすべて包含した日本人の好きな言葉が、**「志」と「魂」**です。志には公の要素があります。金持ちになりたいというのは、志ではありません。自分の何をもって人の役に立つかが、志です。それを人から人へ伝えるには、魂のレベルまでもっていかなければなりません。そのためには、子供の頃からいい脳の使い方の型を徹底して小脳に入れ、つらい現実をもそのまま受動し、信頼できる仲間たちと合理性を持って行動し、現実を変えようとすることで感動を自分に続く若い人たちに与え、死んだ後もその魂を彼らにしっかり伝えていくことが大事です。吉田松陰の人生を振り返れば、まさしくそのような人生でした。

日本にはまた、別の言葉があります。**「武士道」と「大和心」**です。私は、男性的な言葉が「武士道」で、女性的な言葉が「大和心」ではないかと感じています。自然は荒れ狂う時もあれば、静かで平和な時もあります。前者の時は、戦いが必要です。武士道は戦う時は戦う、しかし相手には恨みではなく敬意を持つ、という面があります。人間と自然の関係もそうで、いくら荒れ狂おうと、自然に恨みを持つわけにはいきません。むしろ、戦うために自分の能力を発揮させてくれたと、感謝の気持ちさえ持つのが日本人であり、それは武士道の戦いにおける態度と似ています。また、平和な時には、大和心で花鳥風月をめで、自然の美しさの中に溶け込んで幸せな気分になります。武士道と大和心は、自然と共に生きた日本人ならではの言葉です。

そのような日本の流れの中で、**自分がどういう役割を果たすのか**というのが、日本人が生きていく時のテーマになります。役割を果たすには、自分の得意な脳の使い方を知り、それを最大限に生かすことが肝要です。そのために我々は、脳科学に基づいて脳テストを開発しました。先にのべた脳の4タイプで自分の得意を知り、動物脳、人間力、ストレス耐性を知ることで、自分のこれからの生き方をレベルアップする方向性が見えてきます。

思えば、脳の4タイプも、日本の四季の循環に対応しています。優しさに満ちた春が右脳二次元、エネルギーに満ちた夏が右脳三次元、成果を収穫する秋が左脳三次元、厳しい環境で戦う冬が左脳二次元になります。逆に言うと、日本の四季を日本人は全員経験しているわけですから、努力することにより、他の脳の使い方も容易に身に付けることができるポテンシャルを、日本人全員が持っている、ということになります。左脳二次元が主体の砂漠の民に、右脳二次元を身に付けろと言っても、脳と自然の関係から見ると、まず無理な相談です。彼らは、経典の中で愛を語るしかありません。

以上の日本人らしい脳の使い方を踏まえたうえで、今の流れを付加していきます。それは、戦後怒涛のように入ってきた、米国の文明であり文化です。米国の特徴は、自由と力です。一見日本と正反対のようですが、私は日本的なことをさらにレベルアップしていけば、それらを付加するのは可能だと考えています。人に役立ちたいがゆえに自由に議論をする、人の役に立つのであれば果たすべき役割は何でもいい、本人の自由である、ということです。そうすると、ずいぶん肩の力が抜けると思います。また、やる以上は結果を出す、成功するまでやる、ということです。成功して力を持つことが目標ではなくて、とことん人のために「公」のために働くことで、いい製品を作り、それが全世界で売れ、結果的に力を持つということになります。戦前の日本よりさらにレベルアップするには、まず日本の右脳的な本質を取り戻し、それをさらに推し進めながら、世界に納得されるような結果を出す、これが米国を消化吸収して、新しい日本を作る道であると私は確信しています。

世界が納得する結果を出すためには、日本人得意のホルミシス、つまり現場でいろいろなストレスを受けながら、それをばねにして自我が成熟し脳がさらに使えるようになる、これの繰り返しになるかと思います。しっかりとした日本人らしい脳の使い方を持っていれば、現場で苦労すればするほど、ホルミシス効果が上がります。ホルミシス効果が上がれば、自我がどんどん強くしなやかになり、ストレスで上がった**動物脳のエネルギーを、プラスに変える**ことができます。

脳をどんどん使えるようになるのに、以上のような王道はありますが、決して近道はありません。お釈迦さまでさえ、死ぬまでどころか、死んだ後も常に修行だとおっしゃっていましたが、そのような絶え間ない向上心、学ぶという気持ちが、脳を使い切るには大事なのです。

いろいろのべてきましたが、究極のところ、**脳の目指すところは、脳全体を使い切ること**です。もちろん宗教や哲学や文学が助けにはなりますが、脳の目指す最終ゴールは、それらを越えた、使い切るという生理学的なことに落ち着くように私は思います。そう考えると、何かの考えにとらわれることなく、現実から学びながら脳が成長していけます。脳をできるだけ使うことを目指して修行することが、脳の自立を助け、脳の生命力を上げ、ストレスがあればあるほど脳のレベルが上がることにつながります。これが、本当の意味の幸せな人生なのではないでしょうか。

では次で、このような日本人らしい脳の使い方について、さらに具体的に解析し、どのような方向に行けばいいのかのべます。日本の過去、現在、未来についてお話しします。

〔事例1：過去〕日本的な脳の使い方をした歴史上の人物

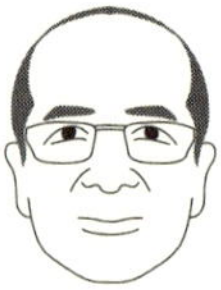

「右脳主体の日本人は、苦しんでいる人を助けたというウェットな人間関係、恩義を、一番大事な価値観として生きている民族です。決して、左脳的な勝ち負けで動いている民族ではありません」

ノルアドさん　歴史上の人物で、日本的な脳の使い方をしてきた人を何人かあげていただけませんか？

ブレイン先生　戦国時代で言うと、戦国時代を終わらせた関ヶ原の戦いの東軍の大将である徳川家康と、西軍の大将である石田三成は、日本人としての脳の使い方に差があり、それが勝敗を分けたと私は考えています。まずひとつは、人を引き付ける右脳的な力です。徳川家康が誰よりも信頼したのは家臣団であり、彼らと強い結束力がありました。一方、石田三成は、大谷吉継や島左近などのひとにぎりの信頼できる仲間や家臣がいましたが、彼はあくまで豊臣家への忠誠という原理にとらわれており、多くの武将の心を引き付けられませんでした。

日本人は人を見ます。徳川家康は、子供の頃人質になったところから這い上がってきた現場のたたき上げの男で、多くの戦場で場数を踏んでおり、豊臣秀吉に唯一勝った武将でもあります。つまり、子供の頃から**ホルミシス効果の高い人生**を歩んでおり、あらゆる局面を切り抜けてきた、家臣としてついていくのに信頼にたる人でした。一方、石田三成は、豊臣秀吉に気に入られた単なる官僚であり、戦いなどの場数を踏んでおらず、実際実戦には弱い人でした。一見正義は、豊臣家を守るという石田三成にあるようにみえますが、日本人としての脳の使い方のレベルの違いで、関ヶ原の勝敗は最初からみえていたように思われます。

幕末になると、武士道などの日本精神が熟成したせいか、日本人らしい脳の使い方をしている人が、綺羅星のように出てきます。幕末の志士の脳の使い方の最大の特徴は、「公」ということです。特に土佐藩の志士は、長州や薩摩藩のように藩が支援してくれるわけではなく、誰に頼まれたわけでもないのに、命をかけて脱藩し、まさしく京都の溝で倒れていきました。長州藩の吉田松陰も、最後の段階では藩は頼むに足りずと、「草莽崛起」、つまり大衆が立ち上がる方向に舵をきりました。薩摩藩の西郷隆盛、大久保利通も、島津義光の意図で動いているふりをしながら、日本の将来のために、政権担当能力を失った幕府を倒す方向にもっていきました。彼らの共通認識は、西洋列強が日本を植民地化することを防ぐ、つまりその当時の日本人とその後に来る世代のために、天皇を中心にまとまるような新たな日本政府を作り、西洋と対抗することでした。

その当時の世界情勢は、西欧列強が有色人種の国をほとんど植民地化しており、まさしく最後の砦が日本だったわけです。彼らは、藩の中では決して恵まれた立場にはいない、どちらかと言うと下級武士だったわけですが、その厳しい生活の中で培われた本物の武士道を発揮し、自らの命を顧みることなく、日本という「公」のために奔走したのです。厳しさが彼らを鍛えたという意味では、彼らが人生で何回も経験したホルミシス効果で、現代の我々では考えられないくらい、彼らがストレスに強くなったということが言えるでしょう。

また、彼らの脳の使い方の大きな特徴として、右脳に傾いている、つまり**人のためにつくそうというところがスタート**になっている、ということです。欧米の革命のように、支配者に対する憎しみからスタートしているわけではありません。西郷隆盛も坂本竜馬も吉田松陰も勝海舟も、感情量の多い情の厚い男でした。そして、彼らの判断の根底にあるのは、自分たちの愛する日本人を守るために、土足で踏み込んでくる西欧列強と戦うというきわめてウェットな感情でした。これは、受動的な脳の使い方になります。決して、戦って領土を増やそうとか戦利品を獲ようという能動的な脳の使い方ではありません。無頼者に対して戦わざるをえないから戦う、というスタンスです。

さらに、会津藩や長岡藩や新撰組のように、負けるのをわかっていて恩義のために戦っている人たちもいました。**西洋人では考えられない、合理的ではない脳の使い方**です。しかし、もし勝ち組を機敏に見分けてそれに乗っかる日本人だけしかいなくなれば、それは日本ではありません。右脳主体の日本人は、苦しい時に助けてもらった、苦しんでいる人を助けたというウェットな人間関係、恩義を、一番大事な価値観として生きている民族です。決して、左脳的な勝ち負けで動いている民族ではありません。**恩義は**

命よりも大事であることを、彼らは行動で示したのです。これほど次の世代に対する強いメッセージはありません。実際、彼らの子孫や影響を受けた人から、多くの立派な日本人が出ました。

日本人はこのように右脳の良さを、人から人へ、特に親から子へ伝えていく民族です。吉田松陰も、彼が牢獄にいた時に何かと差し入れをし、彼の気持ちを支えた情の深い母親がいました。勝海舟も、子供の頃大病をした時に、献身的に看病した父親がいました。その子を思う心が、彼らの脳を大きく発達させ、大業に結び付いたのは間違いありません。

ところで、明治になって、勝海舟に「明治維新を徳川家康はどのように思うだろうか」という質問があったという話を聞いたことがあります。その時に勝海舟は、「あれは権現様（徳川家康）の望んだことです」と答えました。つまり、徳川家康は長州や薩摩のような外様藩を滅ぼさずに残し、それが明治維新の原動力になった、それを見越していたということになります。長く続けば、どんな政権でもいずれ活力を失います。それにとってかわり日本を守る存在、つまり中国のように中央集権にするのではなく、封建主義という多様性を日本に残したことが、日本にとって幸いに働いたわけです。

徳川家康もこのように合理的だったわけですが、大久保利通も勝海舟もきわめて合理的でした。これも、日本人の脳の使い方の特徴である**右脳をつきつめて左脳の合理性まで行く、**つまり人を救うために合理的な考えに至る、ということにあたります。

先ほど日本人としてどう脳を使うのがいいのかということをのべましたが、そのすべてを幕末の志士は持っていたということでしょう。その日本人らしい優れた脳の使い方が、吉田松陰から高杉晋作、島津斉彬から西郷隆盛、勝海舟から坂本竜馬に魂という形で伝えられました。これは現代でも、日本精神という形で残っていると私は信じています。

では次で、現代の日本精神についてのべてみます。

［事例2：現代］日本的な脳の使い方をした最近の人物

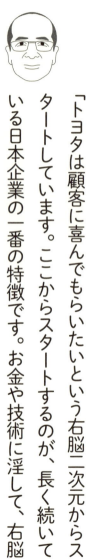

「トヨタは顧客に喜んでもらいたいという右脳二次元からスタートしています。ここからスタートするのが、長く続いている日本企業の一番の特徴です。お金や技術に淫して、右脳的な側面や『公』がない企業は、決して長続きしません」

ノルアドさん　幕末の志士が本当の日本精神を持っていたことは、脳からのお話でよくわかりました。しかし今の企業は世界と厳しい競争しており、お金を儲けなければつぶれます。そのような中で、日本精神を体現している企業はあるでしょうか。

ブレイン先生　私は、戦前から続いていていまだに栄えている企業は、例外なく日本精神を持っていると感じています。そのひとつの例がトヨタです。

ドーパくん　そうですか？　トヨタの印象は超合理的で、何か僕みたいな人間にはとても勧められそうもない気がしますが……。

ブレイン先生　たしかに、乾いたぞうきんをさらに絞るとか、厳しい企業風土のような印象は巻ではありません。私は、脳外科医として長年手術をしていますが、脳外科の手術は、患者さんの命や機能に直結しますので、ものすごい精度を要求されます。そこで、何か精度を上げるのにいいやり方はないかと、トヨタを長年研究してきました。それに関する論文も、『病院』という雑誌に載せました。トヨタというのは巨像のようなもので、ひとつの方向から見るだけでは、本当の姿は見えません。それを知るには、様々な方向から光を当てる必要があるし、またトヨタの歴史も知らねばなりません。

そこで私が得た結論は、**「日本精神、特に武士道がベースにある企業である」**ということです。昔、侍はもともと田畑を耕していたわけで、田畑を守るために鋤鍬を刀に変えたのが武士と言われていますが、少なくとも自動車産業を立ちあげた頃のトヨタは、刀をノミトンカチに変えた武士の集団であると言ってもいいかもしれません。

ノルアドさん　先ほど幕末の志士が、日本精神のすべてを持っているという話がありましたが、トヨタはどうなんでしょうか？

ブレイン先生　私は、トヨタが日本精神のすべてを持っていると考えています。まず、トヨタは徹底的な現場主義です。それは、右脳主体ということです。まず、現場があり、そこにある現物があり、それに対する行動がある、つまりリアリズムからスタートしています。もっと言えば、トヨタの創業者の豊田佐吉の原動力は、機織りをしているのになかなかお金が入らないお母さんを楽にさせたい、つまり**顧客に喜んでもらいたいという右脳二次元からスタート**しています。ここからスタートするのが、長く続いている日本企業の一番の特徴です。

『豊田綱領』という豊田佐吉の精神を5カ条にまとめたものがありますが、「温情友愛の精神を発揮し、家庭的美風を作興すべし」というまさしく右脳的なもの、また「上下一致、至誠業務に服し、産業報国の実を挙ぐべし」という、仕事をすることで国という「公」につくすという言葉があります。戦後できた企業は、このような精神がなくなりましたが、お金や技術に淫して、右脳的な側面や「公」がない企業は、決して長続きしません。

その右脳からスタートして合理性まで行くのが、日本人の特徴です。トヨタも、できるだけ少ない費用で最高の品質を作るために、悪い製品が見つかるたびにラインを止めて工程を改善したり、かんばん方式で在庫をできるだけ減らしたり、まさしく乾いたぞうきんをさらに絞るような改善をしていきました。これは、日本以外ではまずできないような、高い品質の製品を作るための取りくみ方です。これも、顧客には最高の品質のものを買っていただきたいという誠実さを感じます。

そしてトヨタは、様々な現場で学んだことを型にしています。たとえば、会議はすべてA3用紙1枚にまとめ、すぐに内容が把握でき、即議論ができるようにしています。このようないい型をたくさん持っているのがトヨタの特徴であり、これは日本精神のひとつの特徴でもあります。さらに、トヨタはホルミシスの歴史があります。豊田喜一郎が社長の時に、戦後の厳しい状況で倒産寸前になりました。その時に朝鮮戦争という日本にとっては神風のような幸運もありましたが、彼を引きついだ石田退三社長が、その反省を生かしてトヨタの経営を盤石なものにしていきました。「自分の城は自分で守れ」というのが彼の哲学でした。**トヨタがいかに、日本精神を基盤にしてきた企業であるか**が、脳から見るとよくわかります。

ドーパくん 他の日本企業で、トヨタに似ているのはありますか？

ブレイン先生　先ほどの石田退三からいろいろ教わったのが、パナソニックの創業者の松下幸之助です。やはり戦前からの企業なので、現場主義、顧客中心主義です。彼は大阪船場で丁稚奉公をして、人としての生き方を学びました。彼はいろいろ名言を残しています。「ぼくが奉公している時分に一人前になるためには、小便が赤くなるくらいにならないとあかんのや、そういうことを二、三べん経てこないことには、一人前の商売人になれんぞということを、親方から聞いた。どういうことかと言うと、商売で、心配で心配でたまらん、もう明日にでも自殺しようかというところまで追い込まれたら、小便が赤くなるという。そういうようなことをしてきて初めて一人前の商売人になる。だから尋ねるんやが、あなた、儲からん儲からん言うけど、小便赤くなったことあるか?」と、**苦難を乗り越えるホルミシス効果の大切さ**を説いています。「無理に売るな。客の好むものも売るな。客のためになるものを売れ」と、右脳二次元的な、**お客さんへの真心**を説いています。「商売や生産はその商店や製作所を繁栄させることにあらず、その働き、活動によって社会を富ましめるところにその目的がある」と、**「公」の大切さ**を説いています。「心くばりの行き届いた仕事は一朝一夕には生み出せない。やはり日ごろの訓練や躾がものをいう」と、小脳にいい**型を作る大切さ**を説いています。パナソニックの創業者が日本精神を持っていたことがよくわかります。

ノルアドさん　ところで、戦後できた企業は、ソニーなどひと頃は良かったのですが、今元気がないように感じます。それもやはり、日本精神が欠けていることと関係あるのでしょうか？

ブレイン先生　ひとつの原因は、そこにあると私は考えています。ソニーは、創業者の井深大など戦前の教育を受けて、戦後焼け野原になった日本を立て直そうとした人がいた時代は、日本精神と合理性が結びついて素晴らしかったのですが、**アメリカ式経営を入れたとたんにおかしくなった**ように感じます。私が米国に留学していた１９９０年代半ばは、米国でもソニーはブランドとして一番信用されていました。少々他社の製品より高くても、故障が少なく製品の質が高いというイメージが、その頃は世界中で浸透していました。私もソニー製品が好きでずっと買っていましたが、米国式経営法を入れたとたんに、製品の質が落ちたような気がします。日本精神が残っていた時は顧客に向いていた視線が、アメリカ式を入れたとたんに、売り上げにこだわるとか内向きになったように感じます。

ドーパくん　先生が30年以上関わってきた医療についてはいかがですか？

ブレイン先生　私が医者になった当時は、今と違ってのんびりしており、先輩の医師も、私のような要領の良くない医師をじっくり育てようという雰囲気がありました。そのおかげで、いまだに私は現役の医師として、最前線で手術をしているわけです。しかし今は、その当時に比べて、経営がどうしたとかという傾向が強くなり、手術件数をどう上げるかという圧力が強くなった気がします。もちろん、医療費が右肩上がりであり、病院は経営を考えるべきであることは、当然必要なことです。しかしそれは、質を上げて患者さんにいい治療を提供することで来ていただくとか、誰もが納得できる方式でやるべきでしょう。

私の聞いた話では、私立の某大学病院は、最初経営者が、医療の質を上げることにこだわる人だったのでいい治療をしていたのですが、その次の経営者が、まるでソニーのように、各科別に売り上げを競わせたために、たしかに患者数は増えたのですが、私のような専門家から見ると、医療と言うより商売をしているような病院になったところもあります。

医療が自動車産業と違うのは、車は売れたほうが会社にとっても社会にとってもいいのでしょうが、病院はむしろ患者数が減ったほうが、もちろん病院にとっては経営が苦しくなりますが、社会にとってはいいということです。つまり、本来は病気がないほうが社会にとってはいいのですが、もちろんそれは理想論であり、必ず病気になる人がいるので、病気の人に対しては最高の技術と真心で対応する、**武士道に通じるところがあるのが医療**です。そのような考え方をみんなが共有して、患者が自然とその病院で治療を受けたいと思っていただくのが本道ではないか、と私は思っています。

最近ネットの発達で情報がどんどん外に出るようになりました。我々が行う覚醒下手術が、脳の機能を温存するのにいいという情報も出るようになり、最近は遠くから、私の病院にわざわざ手術を受けに来る人が増えました。これは、ネット社会のいい面であり、手術を受けることで麻痺が悪くなるよりは、手術で麻痺を起こさないことのほうが、患者さんにとっても周囲の人にとってもはるかにいいわけなので、ちゃんとした情報を患者さんが選べるようになれば、今後医療はどんどん変わっていくように感じます。

では次に、脳から見て、日本は未来にどの方向に向かうべきなのかを考えてみます。

［事例3：未来］日本の進むべき道

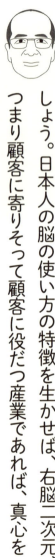

「これからは日本人の特徴を生かした産業を推進すべきでしょう。日本人の脳の使い方の特徴を生かせば、右脳二次元、つまり顧客に寄りそって顧客に役だつ産業であれば、真心を持って努力すれば、世界一になれるということです」

ノルアドさん　これからの日本はどのような方向に進むべきか、脳から見てどうですか？

ブレイン先生　やはり、日本人の特徴を生かした産業を推進すべきでしょう。日本人の脳の使い方の特徴を生かせば、右脳二次元、つまり顧客に寄りそって顧客に役だつ産業であれば、真心を持って努力すれば、世界一になれるということです。先ほどのべた医療こそ人相手であり、**右脳二次元の脳を最も使うべき顧客産業**になります。今、医療費が年々膨れ上がって、日本の経済を圧迫していますが、本来医療は日本人に向いており、ちゃんとやれば世界一の産業になる分野だと私は信じています。

まず、医療は教育と並んで、「公」の要素の強い仕事です。つまり、医療で金儲けをするのではなく、本来は病院にかからずに死ぬまで元気なのが一番いいわけです。これは、医療が自動車産業よりもさらに「公」の要素がある、つまり自動車は売ってなんぼですが、医療はむしろ病院が儲からないほうが、人は幸せになるわけです。しかし、現実はどうしても病気の人が出てきます。その場合は、最高の技術で治療する、この複雑な脳の使い方は、先ほどお話ししたとおり、まさしく武士道になります。武士道から言うと、本来は戦わないようにする、つまり**予防医療が主体であるべき**なのです。このような医療に関して本質的なことを理解し実行できるのは、日本人しかいません。

そして、いったん治療が必要になれば、患者さんのプラスになるものは何でもあり、つまり西洋医療であれ、東洋医療であれ、ホルミシス効果を利用した医療であれ、治療に効果のあるものは最初から全部一緒に使う、つまり統合医療を行うことが大事だと私は考えています。昔から日本人はあらゆるものを取り入れて融合させてきましたが、統合医療も日本人の得意分野であるはずです。統合医療を行うには、それぞれの医療の特徴をつかむことです。西洋医療は、急性期や外から来る病気つまり感染症などに強い、一方、東洋医療は生活習慣病などの体の中から来る病気に強い、ホルミシス効果を利用したラドン温泉などの治療は強力な抗酸化作用がある、といった特徴をうまく組み合わせることです。

まず西洋医療は強力なるがゆえに、とにかく治療で悪くしないことに気をつけることです。たとえば、腫瘍であれば手術することが多々ありますが、手術で悪くしてはいけません。そのために、我々は覚醒下手術を始めました。覚醒下手術を行うことで、劇的に手術成績が良くなりました。なぜならば、全身麻酔の手術と原理が全く違うからです。全身麻酔では麻痺が悪くなってもわかりませんが、覚醒下手術はすぐにわかって手術を止めることができます。聴神経腫瘍という耳の神経の奥にできる腫瘍も、ほぼ聴力を温存できるようになりました。これは、世界的にもない、いい成績です。これは、患者さんを悪くしたくないという右脳二次元から、悪くしないための合理的な手術を行うという左脳三次元の脳の使い方に行った、**日本精神をもとにした技術**になります。これは当然輸出産業になるはずです。

その覚醒下手術を行うのに一番大事なのは、それぞれの部門の専門家のチームを作ることです。脳外科医だけでやってはだめです。神経をチェックするのは、神経に対して知識の該博な人がやるべきです。神経を電気的にモニターするのも、その専門家が行うべきです。つまり、我々の覚醒下手術の成績がいいのは、原理がいいだけではなく、**それぞれの人が自分の役割をきっちり果たす、**そこにつきるのです。これも、仕事に関わるみんなに、日本精神があるからできるわけです。

ドーパくん　つまり、日本人は多様性のある人間を束ねて、人を助ける目的に一致団結することに秀でているわけですね。

ブレイン先生　そのとおりです。これは、何度ものべてきたとおり、自然の摂理と同じです。自然は、すべてのものが役割を果たすことで続いてきました。逆に言うと、役割を果たさないものは、淘汰されていくことになる厳しさもあります。この厳しさも含めた役割を果たすという日本精神が、車のような様々な要素を包含するレベルの高い複雑な製品を作りだしてきました。医療は、車よりさらに高度なレベルが要求されます。日本人が本気になり、日本的なやり方で医療を世界産業にする方向に突き進めば、私は必ず世界一になると信じています。

私は統合医療のアプローチを、患者さんの中でご希望のある方は、今治療の最初からお手伝いしていますが、今までないくらいいい手ごたえがあります。今まで西洋医療のみでは歯がたたなかった予後の悪い脳腫瘍が、治療の初期から統合医療をやることにより、治癒までもっていけるものも出てきました。しかも、これは医療費の削減にもつながります。統合医療的なアプローチは、西洋医療ほどお金はかかりません。

ただし、統合医療を推進するには、今多くの困難があるのは事実です。しかし、それに本気で関わる人たちは、多くの困難がむしろホルミシス効果になり、脳が成長するに違いありません。私はそのために、「篠浦塾」「シノウラ塾」という統合医療の理念を周囲に伝え、実践する集団を作りました。まだ始まったばかりですが、多くの人が集まってきています。これからは、それぞれの治療法の効果を見て、誰にでもできるような型を作りたいと思っています。そうすることで、世界中どこでもできるようになるし、次の世代にも伝わっていきます。このような形で世界に貢献できれば、世界中の人たちが、日本人を大切な民族であると尊敬することにつながるでしょう。

ドーパくん　教育に関しては、将来どうすべきか、脳から見ていかがですか？

ブレイン先生　教育こそ、社会に出て脳をできるだけ使えるようになるための基礎を作るものです。そのために大事なのは、**ストレスに強くなる脳**を作ることです。今の教育は残念ながら、そういう点はあまりありません。今の知識のみに偏重した教育は、左脳のみ鍛えているような教育です。まず、日本人の一番の武器と言ってもいい、右脳のレベルを上げようとはしていません。これはなぜかと言えば、左脳は点数をつけることができるので評価が楽なのですが、右脳は点数のつけようがないので、評価が難しいのです。

何度も言いますが、世界の中で役割を果たし、日本民族が未来永劫発展していくには、右脳二次元つまり人に対する真心や誠実さを、まずすべてのことのベースに置くべきです。そのうえでの、米国から導入した合理性であり、議論であるべきです。米国式の合理的なことだけにこだわる人がいますが、合理性だけを武器にして世界と競争するのでは、アングロサクソン人やユダヤ人にはどう逆立ちしてもかないません。歴史が違います。

そして、やはりホルミシスです。困難なことに挑戦して、自分の力で乗り越えることで、若い人は自信を持っていきます。もうひとつは、「公」です。やはり、自分のことだけではなく、世のため人のためにどうするか、最初は三方よしでいいのですが、少しずつ「私」

を削っていくことを意識すべきでしょう。これは、武士の教育を受けていない我々にとっては極めて難しいことですが、「私」を少なくすることで、人がどんどん集まってくることを経験すると、今までない喜びを感じることにつながります。これは、脳から言うと、ホルミシスも「公」も、脳の内側の話です。扁桃体などの脳の内側にある動物脳をどうコントロールして、脳全体を人助けなどのいい目的に向かって使うかという話です。

今のような**脳の外側を鍛えるだけの教育では、社会に出て若者は必ず挫折**をします。さらに言うと、今の教育を受けて若いうちに挫折をしない人は、むしろ年をとってからのほうが心配です。薄っぺらい考えで出世しても、どこかで破たんします。その時には、やり直しがききません。これらの脳の悲劇を防ぐには、昔のような脳の内側も鍛える教育を取り入れるべきでしょう。そのためのひとつのやり方が、考え方の型を入れることです。昔、『四書五経』を暗記したように、『論語』などを暗唱することです。私の通っている瀬戸塾という空手の塾では、それを4、5歳の子供からやっています。幼い子供が、日みんなの前で『論語』を大きな声で暗唱する姿は、感動的なものです。なにかこれで、日本は大丈夫だと感じさせる風景です。おそらく、この子供たちは、今ははっきり意味がわかっていないと思いますが、社会に出て困難に出会った時に、『論語』の言おうとした意味がはっきりわかるはずです。困難から逃げずに、根気強く人と協力しながら、解決に向かっていく人間になるでしょう。

このような、日本の**古来からある日本人に合ったいい教育を主体**にしながら、米国式、つまりオープンに議論したり合理的な発想をする、彼らのいい点を教育に取り入れるのが大事なのではないでしょうか。それが、日本が江戸時代まで、中国の文明や文化を消化吸収してさらに高度にしたように、戦後入ってきた米国の文明や文化を消化吸収して、さらに高度にすることにつながると私は考えています。

ノルアドさん　脳から語っていただくと、自分の進む道が見えてきた気がします。やはり日本人の原点は現場、右脳になる。それが結果的に世界の競争に勝てるというお話は、今まで私になかった発想で、今日からそれを心して仕事をしたいと思います。

ドーパくん　僕は、何かその日暮らしのようなところがあったのですが、これからは自分の志を仕事の中でみつけることが大事なような気がします。そうすれば、これから大変なことはたくさんありそうですが、充実した人生を送れそうです。

おわりに

脳から見て、歴史を含めていろいろなものを整理することで、未来の進むべき道が見えてくるということを、この本を書くことで行ってきました。それでわかってきたことは、日本は本当に奥が深い、ということです。戦後急速に復興し、しかし社会が悪い方向に変容してきた今の日本を脳から見ると、日本人としての一番得意な脳の使い方を失いつつあることが原因である、と私は感じています。しかし一方、それさえわかれば、日本は戦前よりもさらにいい方向に向かうのではないか、ということです。

日本は戦争後、日本史上初めて、大きく世界に開かれた国になりました。戦争に負けたということもあり、日本古来のものを否定して、米国を追いかけていくことをずっと続けてきました。物質的にはたしかに成功しました。戦前の教育がベースになった民族の底力が、厳しい環境とあいまって、奇跡の復興を起こしました。しかし、バブルになり、実は日本人は一番大切なものを失ったのではないかと気づきつつあるのが、今の日本人の現状だと思います。

バブル自体も、戦前の教育を受けた人が引退し、戦後の教育を受けた人たちが組織のトップになるところから始まりました。日本人としての、右脳的な恥の意識が、戦後の教育でなくなったのが最大の原因であると私は考えています。しかし、原因さえわかれば、日本人はいい方向に行けるはずです。戦争という左脳的なことではなく、顧客産業という右脳的な産業を、日本人らしさを基本に置き、しかも戦後の米国式のいい点も取り入れて行えば、戦前よりもさらに優れた日本を作ることができると私は信じています。

最近私は、日月神事という神道の予言を、脳から解析して専門家と対談した本を出版しました。その予言には、これから日本が世界を救うというものがあります。

何を思いあがっているのかと世界中から言われそうですが、これは我田引水でも何でもなくて、左脳に傾き過ぎて紛争で行き詰まった世界において、日本という人のためにつくす右脳的な民族が、人に役立つ産業を世界各地で作り、世界の流れを変えていくことでそのようになるはずだと私は感じています。脳から見ると、行き詰まった世界の情勢を打開するには、それしか答えはないし、日本人にとっては、日本の深さ、特異性、そして世界のおける日本の進むべき道が見えてきた、と言ってもいいでしょう。

その思いを深くしたのは、この本の執筆中に米国の大統領選でトランプが当選したことです。トランプは富裕層の支配する米国の中で置いてけぼりになった貧しい白人の支持を得て当選しました。民主主義は富裕層も貧困層も同じ一票ですから、貧困層が多くなりその力を結集すれば、代表者を国政に送り込むことは当然の帰結です。

それは民主主義のいいところですが、トランプの脳から見た問題は、白人貧困層の支配階級に対する、扁桃体が過剰に活性化して出てきたと思われる憎しみのエネルギーを、公に昇華していないことです。憎しみの対象を作って、それを利用することで国を支配する人間は、歴史的に見ればヒットラーをはじめすべて行き詰まります。

今回トランプが人種間や宗教の対立をあおったことは、第二次大戦前に不況であえいでいた米国が、排日運動を起こしたことを彷彿とさせます。逆に言うと、その時代に匹敵するくらい米国が行き詰まっているということです。しかし、これは恐ろしいことに米国のみの問題ではありません。イギリスのＥＵ離脱や、ドイツがこれからメガバンクの危機により経済が落ち込み、右傾化しておそらく移民の排斥運動につながる可能性が高いことも、やはり第二次世界大戦前を彷彿させます。経済が行き詰まり、憎しみが国を動かすことは、歴史上何度もあったことですが大きな悲劇につながります。

そのエネルギーを、なんとか世界全体を良くするような公の方向に結び付けない限りは、悲劇を回避できません。愚かな歴史を繰り返してはならないのです。

私がこの本でのべたこと、つまり日本精神を持って日本人が新しいレベルの高い顧客産業を作り、世界中にそれを広めて世界を良くすることが、愚かな歴史を繰り返さずに、新たな人類の歴史を作る唯一の道であると私は考えています。

これから日本を担う若者がそのことを肝に銘じて、自分の得意な分野でそのような方向に邁進していけば、世界はどんどん良くなっていくと信じています。私も、もう先はあまり長くありませんが、いまだに臨床の最前線で働いている現役の医師なので、微力ながらもその方向に少しでも貢献し、後輩にその魂をつないでいければと願っています。

『脳スタイルテスト』とは?

この本で何度か篠浦先生が言っている「脳テスト」とは、篠浦先生が開発した『脳スタイルテスト』のことです。

このテストは過去の様々な心理テストとは違い、脳医科学に基づき、脳を領域別の機能に即してタイプ分けしています。ご存じのとおり普段からよく使っている脳の領域がその人の考え方や行動パターンをほぼ決めてしまいます。『脳スタイルテスト』で自分の脳の使い方・ストレス耐性(質)を知ることで得意脳の生かし方や伸ばし方、その妨げとなっていることも推測できます。その結果、優先的な対策や改善することが可能になります。『脳スタイルテスト』の活用方法は多岐に及び、仕事においても[自分の脳の使い方を理解する]が極めて有効だと実感できます。

『脳スタイルテスト』の5つの特徴

1|脳医科学がベース

脳スタイルテストは脳科学だけがベースではなく医療現場からの「人の脳」を根拠にして開発されたものです。

2|脳の質を数値化

世界で初めて動物脳・人間脳をスケーリングしその結果、左脳・右脳の使い方だけではなくもっと重要な脳の質(=ストレス耐性)を数値化することに成功しました。

3|活用範囲が多岐に及ぶ

人事・人材育成・コミュニケーション・イノベーションなどの会社発展。及びストレスケア、うつ病、大人の軽度発達障害など、医療機関と連携した対応・対策など多様に活用できます。

4|コミュニケーションに役立つ

日本社会ではトラブルの8割が人間関係と言われています。脳テストを実施することで会社全体や部門間、上司と部下、あるいは家族とのコミュニケーションを円滑に図り、かつ相互理解が深まります。

5|自己理解

これまでにない脳医科学に基づく自己理解を仕事に生かします。妥当性は極めて高く、その有効性を数値で認識することが可能です。

『脳スタイルテスト』を受けるには？

『脳スタイルテスト』は篠浦先生の医療や生き方に対する理念を学ぶ『篠浦塾』および『シノウラ塾』に入塾すると無料で受けることが可能です。

また、篠浦先生の著書『逆境をプラスに変える吉田松陰の究極脳』をご購入いただければ、本の帯の裏にパソコンで脳テストを受けられるIDとパスワードが明記されています（「脳優位スタイル検査」で検索）。

テストのみご希望の方は有料で受けることが可能です。ご希望の方は以下のページからお申し込みください。これは新しいバージョンになります。

http://www.reservestock.jp/stores/article/2551/9921

篠浦先生の医療や生き方に対する理念を学びたい、一緒に行動したいという方は以下のページからご連絡ください。『篠浦塾』と『シノウラ塾』は別団体ですが主催が違うだけでやることは同じですので、自分に合ったほうをお選びください。

『篠浦塾』ホームページ
http://xd385803.wp.xdomain.jp/

『シノウラ塾』ホームページ
http://www.shinouranobusada.com/

かざひの文庫の本　好評発売中

逆境をプラスに変える吉田松陰の究極脳

篠浦伸禎

定価：本体１５００円＋税　発売元：太陽出版

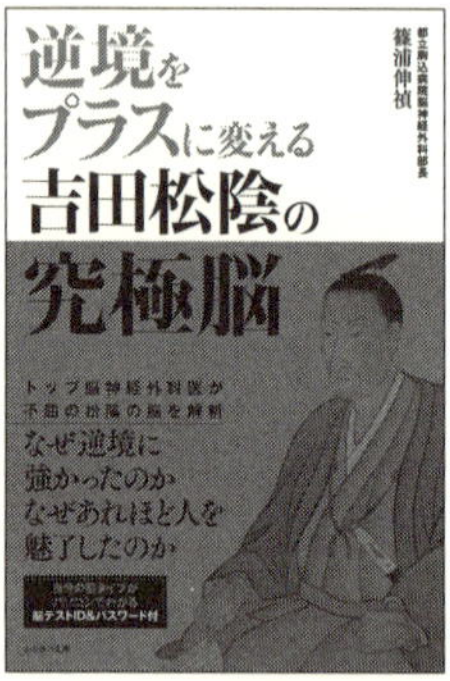

幕末の教育者・吉田松陰はなぜあれほどストレスに強かったのか。脳外科医の著者が松陰の脳を解析。パソコンで脳テストが受けられるIDとパスワード付き。

聖なる国、日本
～欧米人が憧れた日本人の精神性～

エハン・デラヴィ

定価：本体１４００円＋税　発売元：太陽出版

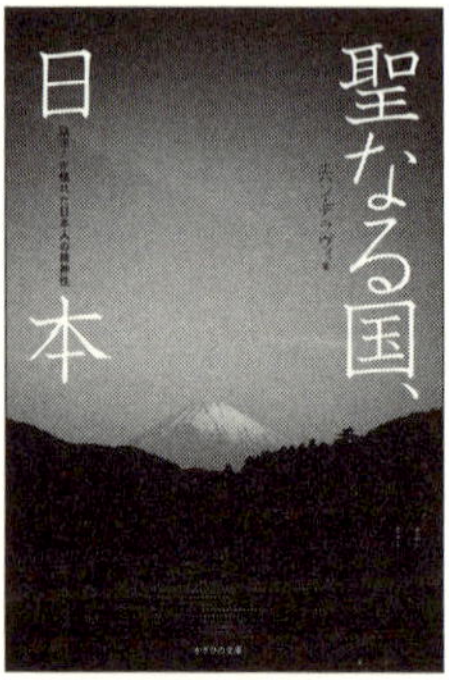

人類の霊的覚醒には日本の伝統・文化が重要なキーワードになる。今こそ日本人は目覚めるべきだ！ 世界を放浪した外国人だからわかった日本人のスピリチュアリティとは。

篠浦伸禎 しのうらのぶさだ

1958年生まれ。東京大学医学部卒業後、富士脳障害研究所、東京大学医学部附属病院、茨城県立中央病院、都立荏原病院、国立国際医療センターにて脳神経外科部長として勤務。1992年、東京大学医学部の医学博士を取得。同年、シンシナティ大学分子生物学部に留学。

帰国後、国立国際医療センターなどで脳神経外科医として勤務。2000年より都立駒込病院脳神経外科医長として活躍し、2009年より同病院脳神経外科部長。脳の覚醒下手術ではトップクラスの実績（2016年9月時点で約380例）を誇る。

主な著書に『脳は「論語」が好きだった』（致知出版社）、『脳にいい5つの習慣』（マキノ出版）、『人に向かわず天に向かえ』（小学館）、『驚異の「ホルミシス 」力』（太陽出版）、『相性は脳で決まる』（エイチス）、『逆境をプラスに変える吉田松陰の究極脳』（かざひの文庫）、『脳腫瘍 機能温存のため治療と手術』（主婦の友社）、『人生の主役になる脳の使い方』（エイチス） 他がある。

戦《せん》争《そう》好《す》きな左《さ》脳《のう》アメリカ人《じん》、平《へい》和《わ》好《す》きな右《う》脳《のう》日《に》本《ほん》人《じん》

著者　篠《しの》浦《うら》伸《のぶ》禎《さだ》

2017年2月1日　初版発行

発行者　磐﨑文彰

発行所　株式会社かざひの文庫
〒110-0002 東京都台東区上野桜木2-16-21
電話・FAX 03（6322）3231
e-mail: company@kazahinobunko.com　http://www.kazahinobunko.com

発売元　太陽出版
〒113-0033 東京都文京区本郷4-1-14
電話 03（3814）0471　FAX 03（3814）2366
e-mail: info@taiyoshuppan.net　http://www.taiyoshuppan.net

印刷　シナノパブリッシングプレス

製本　井上製本所

デザイン　三木俊一（文京図案室）

ISBN978-4-88469-896-6